消化内科疾病
诊疗理论与实践

孔令建　等◎主编

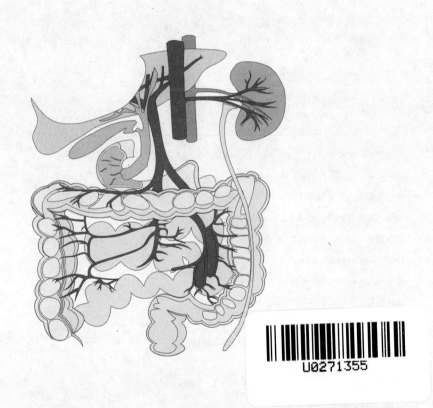

国家一级出版社　中国纺织出版社　全国百佳图书出版单位

图书在版编目（CIP）数据

消化内科疾病诊疗理论与实践 / 孔令建等主编. --
北京：中国纺织出版社，2018.10
ISBN 978-7-5180-5526-5

Ⅰ.①消… Ⅱ.①孔… Ⅲ.①消化系统疾病—诊疗
Ⅳ.①R57

中国版本图书馆CIP数据核字（2018）第250341号

策划编辑：樊雅莉　　　　　　责任印制：王艳丽

中国纺织出版社出版发行

地址：北京市朝阳区百子湾东里A407号楼　邮政编码：100124

销售电话：010 - 67004422　传真：010 - 87155801

http://www.c-textilep.com

E-mail: faxing@c-textilep. Com

中国纺织出版社天猫旗舰店

官方微博http://weibo.com/2119887771

北京云浩印刷有限责任公司印刷　　各地新华书店经销

2018年10月第1版第1次印刷

开本：710×1000　1/16　印张：11.25

字数：216千字　　定价：58.00元

前　言

　　消化系统疾病包括食管、胃、肠、肝与胆、胰腺等器官的器质性和功能性疾病。随着人们生活水平的提高和生活习惯的改变，消化系统疾病的危险因素持续增长，使得消化系统疾病的发病率和死亡率居高不下，其防治负担日益加重，加强消化系统疾病的防治已刻不容缓。为了提高患者的生存质量，改善预后，消除或缓解症状，降低并发症，提高生存率，加强临床医师对消化系统疾病更有效的诊治，鉴于此，编者在参考国内外文献基础上，结合自身经验编写了本书。

　　全书系统地论述了近年来食管、胃、肠道、肝胆、胰腺等疾病临床研究的最新理论及诊断、治疗的新方法，本书紧贴临床工作实践，注重系统性和实践性的有机结合，内容全面翔实，重点突出，力求深入浅出，方便阅读，是一本实用性很强的医学用书。

　　由于编者的编写水平有限，加之时间紧迫，书中不足之处在所难免，恳切希望广大读者批评指正，以期再版时修订。

编　者

2018 年 10 月

目 录

第一章　食管疾病

第一节　先天性食管疾病

先天性食管畸形可分为两大类：一类为食管本身的异常，包括食管缺如、食管重复、食管闭锁、食管蹼、食管狭窄、短食管、食管扩大和食管憩室等疾病；另一类为周围组织畸形对食管功能的影响，当然也常合并有多种器管（包括食管）的畸形，现分述如下。

一、食管缺如和短食管

（一）食管缺如

食管缺如是指食管全无，只见于畸胎。有的在正常食管位置有一纤维肌肉带，有时横膈下部的食管缺如，常合并其他严重畸形，此种患者常早夭亡。

（二）先天性短食管

先天性短食管是一种先天性畸形，极少见，占食管先天性畸形的1.2%。出生时食管与胃连接处甚至胃的一部分位于膈肌之上。

1.分型　可分为两种类型：第一种即食管短，并有进行性纤维性变导致食管内腔缩小。所以有咽下困难和反胃症状，症状常在出生后即开始；第二种食管无进行性纤维性变，故无食管狭窄症状，常在X线照片或尸检时偶然发现。此型在成人可有轻度咽下困难和胸骨后疼痛的症状，常放射至背部，此系胃酸反流至食管产生溃疡所引起。

2.诊断　依靠X线及食管镜检查。X线诊断要点有二：①贲门在横膈以上，不因患者站立或躺下而有位置变动。②食管短，食管和胃的交界处常在第七和第八胸椎部位，达不到横膈平面，缺乏膈疝患者的食管扭转迂曲，并有轻度狭窄现象。有的与膈疝仍不易鉴别，须赖于手术证实。食管镜检查可见：食管上段轻度扩张，狭窄上方有食管炎现象，亦可有溃疡，狭窄部较硬，食管镜不易通过，如能通过，在横膈上方可见胃黏膜皱襞。

3.治疗　饭后或睡眠时采取右侧卧位,防止胃酸反流入食管造成食管溃疡。注意饮食,必要时在饭后服胃酸中和剂。食管轻度狭窄者可行扩张疗法。狭窄较重,用手术切除,行食管胃吻合术;食管过短,可行结肠代食管术。

二、先天性食管狭窄

先天性食管狭窄较少见,约占全部食管狭窄的 11.5%。先天性食管狭窄常是单一的,也有多发的。狭窄的长度不一,介于 1～10cm。狭窄程度轻重不同,管腔直径一般为 0.2～0.8cm。狭窄部位常在食管中段或中下段。

1.临床表现　症状的轻重和出现的时间与狭窄的程度有关。狭窄轻的可以终身无症状,或吃饭较正常人慢,非细嚼后不能咽下。较重的不能进固体食物。一般在 6 个月后加辅食时,才出现咽下困难,有呕吐,但无任何痛苦表现,呕吐物无酸味。重症患儿在出生数日或数周即有咽下困难,咽下时有呕吐、咳嗽和发绀等症状。有些较大患儿,狭窄上方食管扩张成囊状,充满食物,压迫气管或支气管,可发生喘鸣音,饭后可有暂时憋气和发绀。由于误吸,可反复发作气管炎和支气管肺炎。

2.实验室检查　食管钡剂造影所见,多在食管中段或中、下段出现 1～10cm 长的狭窄区。狭窄上方的食管轻度扩张,但不如后天性狭窄者明显。狭窄部呈细而不规则的充钡影,狭窄远端突然膨大而形成正常管腔。如狭窄部分短,且位于食管下端,则与贲门痉挛相似。

食管镜检查所见,狭窄上方的食管腔正常或轻度扩张。黏膜正常或轻度充血。狭窄部多为中等硬度的苍白色组织,亦可为红色而无黏膜被覆。中心部有环形狭窄孔,直径大小不等,一般为 0.2～0.5cm。

3.诊断　根据症状、食管造影和食管镜检查可以确诊。

4.治疗　扩张疗法效果良好,一般多采用经口扩张法,即用右手持塑料探子,左手持吸引管,将探子头放在喉咽部,吸出咽部分泌物。在患儿恶心或吞咽时,探子可自行进入食管,缓慢通过狭窄区而进行扩张。此法不用食管镜,患儿痛苦小,器械设备简单,探子粗细不受食管镜的限制,方便易行。个别不易扩张的患儿,则需做胃造瘘术,再行循环扩张疗法。狭窄段长而较重者,则行狭窄段切除术和食管与食管,或食管与胃的吻合术。

三、先天性食管闭锁

先天性食管闭锁及食管气管瘘在新生儿期并不罕见,占消化道发育畸形的第三位,仅次于肛门直肠畸形和先天性巨结肠。高龄产妇、低体重儿易于发生。男孩发病率略高于女孩。过去患本病小儿多在出生后数天内死亡。近年来由于小儿外科的发展,手术治疗成功率日见增高。

1.病因 胚胎初期食管与气管均由原始前肠发生,两者共同一管。在5～6周时由中胚层生长一瓣膜,将食管气管分隔,腹侧为气管,背侧为食管。食管先经过一个实变阶段,由管内上皮细胞繁殖增生,使食管闭塞。以后管内出现空泡,互相融合,将食管再行贯通成空心管。若胚胎在前8周内发育不正常,分隔、空泡化不完全可引起不同类型的畸形。有人认为与血管异常有关。前肠血流供应减少,可致闭锁。

2.病理 食管闭锁常与食管气管瘘同时存在,约占90%,极少数病例无瘘管。

可分5个类型。①Ⅰ型:食管上下两段不连接,各成盲端。两段间的距离长短不等,同气管不相通。可发生于食管的任何部位,一般食管上段盲端常位于T_1～T_4水平,下段盲端多在膈上。此型较少见,占4%～8%。②Ⅱ型:食管上段与气管相通,下段呈盲端,两段距离较远。此型更少见,占0.5%～1%。③Ⅲ型:食管上段为盲管,下段与气管相通,其相通点一般多在气管分叉处或其稍上处。两段间的距离超过2cm者,称A型,不到1cm者,称B型。此型最多见,占85%～90%或更多。④Ⅳ型:食管上下段分别与气管相通,也是极少见的一种类型,占1%。⑤Ⅴ型:无食管闭锁,但有瘘与气管相通,又称H型,为单纯食管气管瘘,占2%～5%。

由于以上不同病理情况,小儿口腔分泌液或乳液积聚在食管上段盲袋内,均可回流至咽部,被吸入呼吸道。食管与气管有瘘者可直接流入气管。食管下段与气管相通,胃液可反流入气管。最后均可引起吸入性肺炎。

食管闭锁也常同时合并其他畸形,约占50%,Ⅰ型易发生。以先天性心脏病(19%～35%)、肠闭锁、肛门闭锁(20%～40%)最常见,其次为生殖泌尿系统(10%～15%)、肌肉骨骼系统、颜面(兔唇、腭裂)、中枢神经系统畸形。以上畸形有的也会危及生命或需紧急手术。

3.临床表现 由于食管闭锁胎儿不能吞咽羊水,母亲常有羊水过多史,占19%～90%。小儿出生后即出现唾液增多,不断从口腔外溢,频吐白沫。由于咽部充满黏稠分泌物,呼吸时咽部可有呼噜声,呼吸不畅。常在第一次喂奶或喂水时,咽下几口即开始呕吐,因食管与胃不连接,多呈非喷射状。因乳汁吸入后充满盲袋,经喉反流入气管,引起呛咳及青紫,甚至窒息,呼吸停止,但在迅速清除呕吐物后症状即消失。此后每次喂奶均发生同样症状。无气管瘘者腹部呈舟状,有气管瘘者因大量空气进入胃内,腹胀较明显。最初几天排胎便,但以后仅有肠分泌液排出,很快发生脱水和消瘦。继发吸入性肺炎，常侵犯右上叶，可出现发热、气促、呼吸困难等症状。如得不到早期诊断和治疗，多数病例在3～5天内死亡。

4.诊断　凡新生儿有口吐白沫，生后每次喂奶均发生呕吐或呛咳、青紫等现象，再加以伴发其他先天畸形或母亲有羊水过多史，都应考虑有先天性食管闭锁的可能。腹部平软表示无瘘管存在。上段有瘘管多出现喂奶后呛咳、呼吸困难等症状。下部有瘘管则出现腹胀。进一步明确诊断，简易方法可从鼻孔插入8号导尿管，正常小儿可顺利无阻通入胃内。而患儿插入到8～12cm时，常因受阻而折回，但应注意有时导管较细可卷曲在食管盲端内，造成入胃假象。检查有无瘘管，可将导尿管外端置于水盆内，将导管在食管内上下移动，当尖端达到瘘管水平，盆内可见水泡涌出，患儿哭闹或咳嗽时水泡更多，根据插入导管长度也可测定瘘管位置。如有条件可拍X线平片，观察导尿管插入受阻情况，同时了解盲端高度，一般在胸椎4～5水平，Ⅰ型、Ⅱ型胃肠内不充气。Ⅲ型、Ⅳ型、Ⅴ型空气由瘘管入胃，可见胃内充气。经导尿管注入碘油1～2mL，做碘油造影虽可检查有无瘘管，但因有增加吸入性肺炎的危险，一般不做常规检查，忌用钡剂。有人用食管镜或气管镜直接观察，或在气管镜内滴入亚甲蓝，观察食管内有无亚甲蓝流入。应尽量争取在尚未继发肺炎时明确诊断。

5.治疗　早期诊断是治疗成功的关键，可争取在肺炎或脱水发生前进行手术。较晚期病例，应做12～24h术前准备，改善一般情况后再进行手术。包括给氧、禁食、吸引咽部食管内积液、矫正脱水、用抗生素控制感染、输血浆或全血、静脉营养等。在清醒状态下，气管内插管，然后用乙醚吸入麻醉，或用静脉复合麻醉、高位硬脊膜外腔阻滞麻醉。于右侧胸部4～5肋间处切口，做一期食管端端吻合术和食管气管瘘结扎术。以下指征提示病情严重，如早产儿、低体重儿、伴有严重畸形、合并严重肺炎、食管上下端间距过大，或食管下端异常细小，手术时发现食管组织异常脆弱或血运欠佳等。后者可做缓期手术和分期手术。据近年报道，采用缓期、分期手术者存活率有显著提高，即先结扎气管瘘，做胃造口术，以后再做吻合术。

做缓期手术者，患儿应采取45°坐位，以防止胃内容物逆流入气管，并插管于食管内以吸引分泌物。胃造瘘插管可吸出胃内气体，同时进行喂养。术后护理极为重要，尤其是呼吸管理，一般前三天静脉输液维持营养。

6.预后　随着诊断、治疗、护理技术不断改进，目前手术治愈率逐渐提高。治愈的关键在于小儿的一般情况、畸形的型别、食管两段间的距离、有无其他严重畸形、有无肺部并发症，以及手术前后是否处理得当。国外体重>2.5kg、无并发症者手术治愈率可达95%～100%。体重<2.5kg，无并发症者达85%～95%，有并发

症者为 40%~80%,国内约为 40%~50%。术后并发症可有食管吻合口瘘或狭窄(25%~55%)、食管气管瘘复发、胃食管反流(25%~68%)等。远期随访肺功能异常发生率较高,由于继发胃食管反流,反复发生肺吸入所引起。

四、先天性食管重复(双食管)

1.病因和病理 胚胎时期发育异常可致双食管,但比较少见,多呈球形或腊肠形囊肿,位于后纵隔内。其壁由黏膜、黏膜下组织及肌层组成,是胃肠道重复畸形的一部分。囊肿一部分为食管源性,大部分为胃肠源性移位于此。黏膜的组织学特点根据起源而异,囊肿所含液体也有所不同。如为胃源性可含胃酶、蛋白质、无机盐,与胃液类似。囊肿由于分泌液体,可相当大,突出于一侧或两侧胸腔内,但大多位于右侧。

2.临床表现 根据囊肿大小、位置而有所不同,症状与体征与后纵隔肿物相同,多发生呼吸道压迫症状,如呼吸急促、青紫、呼吸困难等,出生后不久就可出现。有时也出现咽下困难、呕吐等症状。如为胃源性,可致溃疡,出现胸痛、呕血等症状。

3.诊断 X线检查有时与心外形异常不易鉴别,侧位、斜位像可明确诊断,并可见囊肿圆形边界。钡剂检查常可见食管移位。一般不需要食管镜或气管镜检查。

4.治疗 诊断确定后应立即手术治疗。

五、先天性食管憩室

食管憩室是指与食管腔相通的囊状突起。其分类比较复杂。按发病部位可分为咽食管憩室、食管中段憩室和膈上食管憩室。依据其机制不同可分为牵引性、内压性及牵引内压性憩室。根据憩室壁的构成可分为真性憩室(含有食管壁全层)和假性憩室(缺少食管壁肌层),还有先天性和后天性憩室之分。食管憩室相对少见,在国外以咽食管憩室居多,而我国以食管中段憩室较多,膈上憩室少见。好发于成年人,多数患者年逾 50 岁。男性发病率比女性高 3 倍。

(一)病因和发病机制

食管憩室的病因和发病机制尚未完全清楚。咽食管憩室系咽食管连结区的黏膜和黏膜下层,在环状软骨近侧的咽后壁肌肉缺陷处膨出而成,又称为 Zenker 憩室,也叫咽囊。UES 是由环咽肌、下咽缩肌和食管上端环状纤维共同组成,其主要功能有:①保持静止状态下的关闭,防止食管内容物反流进入咽部,使气管、支气管得以免受来自食管内物质的侵袭。②阻挡空气吸入食管腔内,防止呼吸引起的食管扩张。③吞咽时立即开放,保证适量的食团迅速通过咽部进入食管。UES 的后壁即下咽缩肌的斜形纤维和环咽肌的横行纤维之间存在一个缺乏肌层的三角形薄弱区。当吞咽时 LES 未能协调地充分弛缓,致使该区内压急剧增加,导致局部黏膜自薄弱区疝出,形成内压性假性憩室。

食管中段憩室多发生于气管分叉面的食管前壁和前侧壁。它的形成与邻近气管、支气管淋巴结炎症、粘连、瘢痕收缩有关,致使食管壁向外牵引而形成牵引性憩室。膈上食管憩室确切的病因不详,常与贲门失弛缓症、食管弥漫性痉挛、膈疝、食管炎并存。推理可能与先天发育不良或(和)食管运动功能障碍有关。

(二)临床表现

Zenker 憩室一旦出现,其大小、症状、并发症的发生率及严重程度均呈现进行性加重。症状的出现可能与 UES 功能不全、并发憩室炎、憩室周围炎,及憩室过大而产生压迫有关。早期症状是吞咽时咽部有异物感或阻塞感,并产生气过水声。随着憩室增大,出现咽下困难和食物反流。夜间的食物反流导致支气管炎、肺炎、肺不张、肺脓肿等,呼吸时带有口臭。憩室囊袋扩大并下垂至颈椎左侧,在颈部可能触及一个柔软的肿块。憩室还可压迫喉返神经产生声音嘶哑,压迫颈交感神经产生 Horner 综合征。后期憩室继续增大可引起食管完全梗阻,并发憩室炎、溃疡、出血、穿孔、纵隔炎和鳞癌。

食管中段憩室为牵引性、真性憩室。憩室口大底小,囊袋可高于憩室颈部,因其收缩排空良好,则多数患者无症状,仅在 X 线检查时偶然发现。少数患者有咽下困难。憩室过大可出现食管反流。并发憩室炎有胸骨后疼痛,偶有穿孔、纵隔炎、纵隔脓肿或食管支气管瘘等。

膈上食管憩室的症状与并发症有关。有胸骨后疼痛、咽下困难、食物反流等。偶并发癌症及自发性破裂。

(三)诊断

食管憩室的诊断主要依据食管 X 线吞钡检查。

1.X 线检查　由于小憩室可被充钡的食管所掩盖,应移动体位进行观察。Zenker 憩室采取左侧斜位易见,因其好发于食管后壁左侧,所以头部转向左侧时更易显示。初期憩室呈现半月形光滑膨出,后期呈球状,垂于纵隔内。憩室巨大可压迫食管。内有食团时可见充盈缺损,并发炎症时黏膜粗糙。食管中段憩室可见漏斗状、圆锥状或帐篷状光滑的膨出物。总之,食管憩室的 X 线征象具有特征性,因此不易与其他疾病混淆。

2.食管镜检查　应在直视下进行,以免误入憩室内引起穿孔。内镜可见到憩室开口,即可判断其大小和部位,并能排除有无并发症,如炎症、出血、溃疡和癌变。

(四)治疗

食管憩室的治疗取决于有无症状和并发症。

(1)Zenker憩室者症状不重,又无并发症,可行保守治疗。采用水囊或气囊扩张法,可使症状得到明显缓解,并嘱餐后俯卧位和反复做吞咽或咳嗽动作,可助憩室内的潴留物回到食管中,并发憩室炎者可吞饮含抗生素的药水。若保守治疗无效或有并发症时,需切除憩室。手术要从憩室颈部切除,不得有憩室囊袋残留,否则易于再发。有学者主张在憩室切除的同时进行环咽肌切开术,因UES的动力学失常在其发病上起重要作用,去除此原因,可减少复发。

(2)食管中段憩室一般不需任何治疗,并发食管炎和(或)憩室炎时,采用保守治疗,行制酸、消炎治疗,常能使症状消除。若因憩室周围炎导致穿孔、脓肿或瘘管形成时,则需手术治疗。

(3)膈上食管憩室的治疗取决于症状的严重程度,小而无症状的憩室无需任何治疗,即使憩室较大,但没有引起食管受压或食物反流,也不予处理。如出现咽下困难和疼痛或癌变,则需手术治疗。有学者主张手术切除憩室同时修复食管裂孔疝,以纠正LES功能失常和横膈病变。

六、先天性食管蹼和食管环

食管蹼是在管腔内一层薄而脆的蹼状隔膜,食管环则为一层厚而韧的狭窄环。两者的X线片表现往往相同,难以严格区分。食管蹼和食管环易与食管的肌肉收缩和狭窄相混淆,因此,判断蹼和环是否存在,应包括症状、体征、X线所见,行测压检查及内镜直视下活组织检查。自1953年报道下食管环是造成吞咽困难原因之一以后,本病才逐渐引起人们的关注,不论在有无症状的人群中,本病发现率日益增多。下食管环的诊断很大程度上首先取决于X线检查是否仔细和是否熟练,当然食管充钡时的扩张度要超出环的宽度,否则看不出环所造成的狭窄,据国外统计,6%～14%可见到下食管环,但其中仅有1/3为症状性下食管环。男女均有发现,但症状性下食管环以男性居多,发病年龄多在40岁以上。

(一)分类

(1)按照蹼和环在食管所在的部位可分为上食管蹼、中食管蹼、下食管蹼、下食管环。现分别介绍如下。

①上食管蹼:系咽下部或食管上部有隔膜形成,常合并食管狭窄。患者一般为

中年妇女,主要症状是吞咽困难和缺铁性贫血。约10%患者有上消化道鳞癌,包括食管癌,又叫Plummer-Vinson综合征。

②中食管蹼:其蹼是由正常上皮或炎性上皮所组成的黏膜隔膜。比上食管蹼更罕见,男女均可发病。婴儿也有,但更多见于成年人。多数患者无症状,仅在X线检查时发现一薄的钡剂充盈缺损,厚度为1~2mm,在蹼的上下方食管呈现同等程度的扩张。在5~11个月以后的婴儿出现间歇性呕吐或突然发生食管梗阻,应考虑到先天性中食管蹼。成年人发生中食管蹼,其原因不明。症状为吞咽较硬食物时发生间歇性咽下困难,患者有食物停滞在胸骨后的感觉。内镜可见一个无明显炎症的黏膜膈膜。测压检查正常,细胞学检查多无异常。本病需要与食管炎症性狭窄、食管肌收缩和食管癌相鉴别。中食管蹼多数无症状,预后良好,不需治疗。万一并发蹼内食物嵌塞,出现疼痛性吞咽困难,可在内镜下取出食丸,或试用探条扩张及内镜下切除蹼。

③下食管蹼:它位于鳞状上皮和柱状上皮交界上方2cm处,也是一种黏膜膈膜。蹼的表面覆盖一层鳞状上皮,可呈现表皮角化,黏膜下有少许炎性细胞,其厚度为1~2mm。临床特点与下食管环相似。X线的特征既不同于中食管蹼也不同于下食管环,蹼的近端(头端)呈对称性食管膨大,蹼的远端(食管前庭区)呈现双凹面。治疗同下食管环。

④下食管环:这是一种位于食管和胃黏膜交界处的鳞柱状环,也是一种黏膜或肌肉膈膜所构成的收缩环(Schatzki环),其管腔内径小于2mm,当腔径为1.3mm时,可出现咽下困难,称为症状性下食管环。

(2)从形态上可将本病分为两种,即肌环和黏膜环,虽位于鳞柱状上皮交界处,但位置略有不同,肌环总是位于黏膜环上方。黏膜环是由结缔组织、黏膜和血管构成,环的表面覆盖一层鳞柱状上皮。肌肉环是由增厚的环状肌束所组成,有数量不等的炎性细胞。国外在尸检材料中约有14%阳性率,尸检标本中黏膜环比肌环远为多见,环薄而柔嫩,把食管和胃分隔开,可起到防止酸性胃液反流的作用。

在后期炎症性膈膜所形成的环,称为纤维环,即第三种环,呈现轮状狭窄。

(二)临床表现

间歇性吞咽困难是下食管环的主要症状,当匆忙进食时,患者会感到有一食物团块堵住食管,而不能下咽。此时,患者会设法把食物吐出来,或试图饮水将其冲下去,以缓解症状。如此法奏效,患者则从中吸取教训,为排除因匆忙进食而引起的咽下困难,往往在进食时注意力集中,细嚼慢咽,乃至数周甚至数月不再出现症状。

因下食管环具有防止酸性胃液反流的作用,患者没有烧心的感觉。但反复扩张术后,吞咽困难虽消失,患者却出现烧心感。Eastridge 总结了 88 例下食管环,经 X 线检查均有滑动性食管裂孔疝,两者并存者,可出现反流症状。

食管梗阻为其并发症之一。少数患者反复发作,引起食管扩张,可导致食管自发性破裂。

(三)诊断

主要依靠 X 线检查。患者采取侧卧位,做 Valsalva 动作时摄片,可使环上下的食管腔扩张,易于显示食管环,从而定位,测其环的直径。它的特征与下食管蹼相反,在环的近侧呈现双凹面,环的远侧与胃相邻。食管镜检时,先充气把食管下段完全膨胀起来,食管环才清晰可见。直视下活检,排除食管炎、食管癌等疾病。

(四)治疗

嘱患者进食时,细嚼慢咽,避免激动、紧张。正确的进食方法比应用解痉剂更为有效。一旦出现急性食管梗阻,需紧急内镜下取出食丸或将其推下,即可解除梗阻。必要时可采用扩张疗法,常常有效。如形成纤维环所致的轮状狭窄,可行外科切除。由于狭窄环可造成食管短缩,导致疝的形成,无论裂孔疝为其因或果的关系,在切除环时,均需修补食管裂孔疝。总之,治疗的目的是断裂环部,解除梗阻及并存的反流。

七、周围组织畸形对食管功能的影响

(一)先天性血管畸形压迫食管

这类畸形引起的食管梗阻多不严重,因此症状也较轻。

上纵隔血管先天性畸形包括主动脉弓及其分支,或肺动脉分支围绕气管和食管形成血管环,引起不同程度的压迫症状,这类疾病不太常见。某医院收治血管环患儿 11 例,其中双主动脉弓 1 例,右主动脉弓左动脉韧带 4 例,右锁骨下动脉畸形 3 例,肺动脉畸形 3 例。

1.类型　能引起气管和食管阻塞症状者分六型,即双主动脉弓、右主动脉弓左主动脉韧带、锁骨下动脉畸形、无名动脉畸形、左颈总动脉畸形和左肺动脉畸形,现分述如下。

(1)双主动脉弓:升主动脉在主动脉弓处分为两支,一支在气管前面,另一支在食管后面,两支重新结合成为降主动脉。形成血管环包围气管和食管,多数患者的前支较小,但亦有后支较小者,两者都能产生不同程度的气管和食管压迫症状。如血管环明显压迫气管和食管,气管在主动脉弓平面成为三角形的管腔。动脉导管连接主动脉,使肺动脉干的分叉紧贴气管前方,加重血管对气管的压迫。特别是左右主动脉弓交界在食管后方,比在食管左侧压迫为甚。因为动脉导管向后转时,张力很大,使肺动脉分叉紧紧地贴在气管前面。

(2)右主动脉弓左主动脉韧带(亦有较少见的左主动脉弓右主动脉韧带和右侧降主动脉):正常的主动脉弓是自右向左在气管前面,再弯向下而成为降主动脉。本病的主动脉弓自右向上越过右支气管后,转向食管后方,沿脊柱的左缘向下行,成为降主动脉。降主动脉的位置略偏右,因此食管较正常者略偏左。动脉韧带多位于左侧,自肺动脉干分叉处沿食管左侧向后连接主动脉弓。这样,右侧有右主动脉弓,后面有其食管后部分,左侧有主动脉憩室及动脉韧带(导管),前有肺动脉分叉形成一个血管环,围绕气管食管,造成不同程度的压迫。

(3)锁骨下动脉畸形:正常的右锁骨下动脉自无名动脉发出,若发源异常,即自左锁骨下动脉左侧发出,成为正常主动脉弓的第四分支,是这类畸形常见的一种。自左下至右上走行在食管后面压迫食管,亦可走行在气管和食管之间,压迫气管。右主动脉弓畸形者,左锁骨下动脉可在无名动脉右侧,自主动脉弓发出,经过食管后方造成食管狭窄症状;若与动脉韧带相连,形成血管环,则压迫气管和食管。

(4)无名动脉畸形:无名动脉发源比正常者偏左,自左下向右上横过气管前方,压迫气管。

(5)左颈总动脉畸形:左侧颈总动脉发源比正常者偏右,自右下向左上横跨气管前方,压迫气管。

(6)左肺动脉畸形(肺动脉环或吊带):此种畸形是左肺动脉发源于延长的肺动脉干或右肺动脉,位于气管和食管之间,并压迫气管,引起呼吸困难。由于气管、支气管自幼受压,发育受影响,常合并气管下段和支气管狭窄。偶有合并气管软骨环全环畸形者。

2.临床表现

(1)临床症状:因畸形性质和梗阻程度的不同而症状不同,一般表现为呼吸困难和吞咽困难。

①呼吸困难:血管环压迫气管,婴儿期即出现症状。表现为哺乳时哭叫,呼吸粗而喘鸣,呼吸困难,上呼吸道炎时加重,反复发作哮吼,可出现金属声咳嗽。食管狭窄的近端已有扩张者更明显,易误诊为先天性喉鸣、急性喉炎和喘息性气管炎。双主动脉弓、无名动脉和左颈总动脉畸形的患者,头常后仰,以减轻呼吸困难和喘鸣。无名动脉畸形者,常有反射性呼吸停止及发绀。发作时患儿无力、苍白、无反应,有时甚至出现昏迷。需要手术治疗的患者中,常有此种发作者占50%,自然发

作或在喂食时发作。呼吸道分泌物多而不易控制,因饮食时呛咳,误吸不可避免,常患肺炎。

②吞咽困难:可有可无,锁骨下动脉畸形常无此症状,或仅有轻度吞咽困难。常在患儿改成固体食物时诱发,进食慢,或反复呕吐。双主动脉弓或右主动脉弓左动脉韧带压迫食管者,吞咽困难较重。有血管环的患儿,多在进食时喘鸣和哮鸣音加重,并经常出现青紫和呛咳等呼吸道症状。

(2)体格检查:典型的患儿发育不良,呼吸粗而急促,肋间隙内陷,有喉鸣音和哮鸣音。呼吸困难,呼吸延长,哭闹或弯颈时加重。头后仰时喘鸣音减轻或消失,颈向前屈时不能忍受。患儿常有饥饿表现,但开始哺乳即因青紫和呛咳而终止。只能小量缓慢喂养,才可吃进一部分。多数患儿的心脏正常,肺有哮鸣音或粗细啰音。

2.诊断　根据喘鸣、呼吸困难和吞咽困难的病史,X线和内镜检查,多可确定诊断。

(1)病史:此类患儿出生后即有呼吸粗、喘鸣和呼吸困难等症状。发生轻微上呼吸道炎症则呼吸困难加重,反复发作哮吼,有金属声咳嗽。多有轻重不一的吞咽困难,特别是在饮食时发生呛咳、发绀和呼吸困难等呼吸道症状,这对血管环的诊断更有意义。常出现急性反射性呼吸停止及发绀者,应考虑无名动脉畸形。仅有轻度吞咽困难者,应该除外锁骨下动脉畸形。

(2)X线检查:胸部X线检查可见肺气肿、局限性肺不张或肺炎。有时发现右主动脉弓,但无法解释呼吸困难。侧位片可见气管隆突上方狭窄。食管钡餐造影为诊断血管环的简便有效方法,在气管狭窄平面的两侧或后壁,第二、第三胸椎平面,可有血管压迹。欲了解气管被压程度,在病史、体检和食管造影确定诊断后,可作气管碘油造影,以观察气管壁受压情况而发现畸形。多不需做心血管造影,少数病例如做此造影,可见血管构造清楚,并可发现其他心血管畸形。

(3)内镜检查:食管镜检查,食管内有搏动性弓形隆起。支气管镜检查,喉部无异常,气管前壁或后壁有搏动性压迫,管腔变平变窄。支气管镜越过血管压迫部,呼吸困难多立即缓解,狭窄下方多有大量分泌物积存。各型内腔镜所见如下。

①双主动脉弓:以食管镜触及食管后壁因血管异常而形成的隆起时,感到与腕部或颈部动脉一致的搏动。支气管镜的典型表现,是气管前壁在主动脉弓平面有横形的搏动性压迹。气管镜通过压迫梗阻部位后,呼吸改善。

②右主动脉弓左主动脉韧带:食管镜检同双主动脉弓,支气管镜检查,气管前壁在主动脉弓平面受压狭窄。

③锁骨下动脉畸形:食管镜检查,食管入口下方,食管后壁(或前壁)可见弓形隆起,有与脉搏一致的搏动。食管镜端压迫该隆起时,右侧(或左侧)肱动脉和桡动脉搏动减弱或消失。食管镜退出后,该两动脉搏动恢复。气管镜检查,若锁骨下动脉走行在气管食管间,气管后壁有搏动性的压迫,气管腔扁平狭窄。

④无名动脉畸形:支气管镜检查的典型发现,是前方搏动性压迫从左下至右上。受压区较短,一般在隆突上 1~2cm 处。如用支气管镜端触压搏动狭窄处,右颞及右肱动脉的搏动可消失或减弱。血管腔外压迫可使气管腔减少 20%~50%,如用支气管镜端向前压,可阻断右颞动脉的搏动。向后压迫食管壁,则可阻断右肱动脉搏动。一般可用上法排除向后压迫食管的双主动脉弓。

⑤左颈总动脉畸形:支气管镜检查同无名动脉畸形。

⑥肺动脉环畸形:支气管镜检查,气管下段和支气管狭窄。食管镜检查,可发现前壁有横形搏动性的隆起。

4.鉴别诊断　对有喘鸣、呼吸困难或吞咽困难者,应与下列疾病鉴别。

(1)颈部或咽部疾病所致吞咽梗阻:如颈部淋巴管瘤、巨舌或舌后垂和咽后壁脓肿等,仔细检查颈部和咽部可除外。

(2)喉部疾病:如先天性喉鸣和急性喉炎。血管环患儿自幼呼吸有喘鸣,呼吸困难,哺乳发呛,很像较重的先天性喉鸣。发生上呼吸道炎时,喘鸣及呼吸困难加重,又似急性喉炎,但无声嘶和犬吠样咳嗽。喉直达镜检查可除外喉部疾病。

(3)纵隔肿瘤和异物:胸部 X 线检查可除外。

(4)气管食管疾病:食管钡餐造影可鉴别气管食管瘘和血管环腔外压迫。支气管镜检查可除外气管狭窄和软化。

5.并发症

(1)其他畸形:北京儿童医院所见 11 例中,伴发其他畸形者 8 例,其中头小、指(趾)短、赘生指、腭裂、脐疝、先天性食管狭窄、右旋心、房间隔缺损、卵圆孔开放、气管憩室、气管软骨全环畸形、肺发育不良 1 例,室间隔缺损 2 例,气管狭窄、支气管狭窄和肺分叶畸形各 2 例。

(2)肺炎:北京儿童医院 11 例中,并发肺炎者 8 例,其中反复发作者 1 例。

6.预后　血管环的预后按畸形性质和压迫的严重程度而定。双主动脉弓、右主动脉弓左动脉韧带和肺动脉环,压迫气管严重,由于梗阻性呼吸困难、败血症或继发肺炎,可突然死亡。手术效果良好,手术死亡率低,术后能解除呼吸困难和吞咽困难,喘鸣音消失,哺乳不再窒息或误吸,呼吸不再受颈部屈伸的影响,但响声呼吸尚可持续数日。肺动脉环常合并气管和支气管狭窄,预后较差。

7.治疗　血管环压迫症状严重者,应做手术治疗。症状较轻者,可行保守疗法。

(1)保守疗法:亦可作为术前治疗。症状严重的婴儿用鼻饲,经常吸引喉咽腔的分泌物,吸氧,保持高湿度环境,使用抗生素、激素、镇静剂、抗过敏药物或气管扩张剂。必要时作气管内插管、吸痰、注入药物(激素和气管扩张剂的混合液)。

(2)手术疗法:在血管环诊断确定后,并经短时间观察后进行手术,因拖延太久可增加死亡率。特别是双主动脉弓和右主动脉弓左动脉韧带类型的患儿,可突然死亡。有气管压迫症状者,应及早手术,以免气管长期受压,术后遗留气管狭窄。各型手术方法如下:

①双主动脉弓:手术切断结扎前弓或后弓,可视具体情况而定。

②右主动脉弓左主动脉韧带:症状轻者不需治疗;症状重者,手术切断动脉韧带,并将肺动脉向前悬吊在胸骨后,以减轻气管受压。

③锁骨下动脉畸形:症状轻者不需治疗,重者可手术切断结扎畸形的锁骨下动脉。

④无名动脉和左颈总动脉畸形:若呼吸道梗阻严重,应行手术治疗。将畸形的无名动脉或左颈总动脉悬吊在胸骨后面。

⑤肺动脉环:将畸形的左肺动脉自发源部截断,移于气管前,与肺动脉干吻合。

(二)先天性右支气管异位

虽然肺和食管在胚胎时是由同组织发展而成。但肺和食管相连则极罕见。

第二节　胃食管反流病

一、概述

胃食管反流病(GERD)是指胃内容物反流,引起令人烦恼的症状和(或)并发症。典型反流症状为烧心和反酸,并可有非心源性胸痛、咳嗽、慢性咽喉炎、支气管哮喘、睡眠障碍等食管外表现。广东省的流行病学调查显示,每月及每周有烧心和反酸症状的人群患病率分别为17.8%及5.8%,提示GERD相关症状在人群中较为普遍。GERD是一种多因素疾病,也是近年来消化领域研究的热点。

24h食管pH监测发现,正常人群均有胃食管反流(GER)现象,但无任何临床症状,故称为生理性GER。其特点为:常发生在白天而夜间罕见;餐时或餐后反流较多;反流总时间少于1h/24h。在下列情况下,生理性GER可转变为病理性

GER,甚至发展为反流性食管炎。GERD 是由多种因素造成的消化道动力障碍性疾病。胃食管反流病的主要发病机制是抗反流防御机制减弱和反流物对食管黏膜攻击作用的结果。包括:①食管胃连接处解剖和生理抗反流屏障的破坏。②食管酸廓清功能的障碍。③食管黏膜抗反流屏障功能的损害。④胃排空异常。⑤胃十二指肠反流。⑥幽门螺杆菌(Hp)。Hp 与胃炎、溃疡病以及胃癌的关系已基本明确,但 Hp 与 GERD 的关系尚未证实,关于 Hp 是诱发 GERD 还是具有保护作用的争议仍然较多。一些研究显示 Hp 对 GERD 患者是保护作用,Hp 感染人群中有 GERD 者明显低于无 GERD 者,但另有研究表明此种差异与研究地区有关。一项临床试验证实根除 Hp 使 PPI 治疗 GERD 无效。然而,许多学者持不同观点,认为根除 Hp 与 GERD 发生大多无关,且一般不加重已存在的 GERD。

病理上肉眼可见食管黏膜流血、水肿,脆而易出血。急性食管炎时黏膜上皮坏死脱落,形成糜烂和浅表溃疡。严重者整个上皮层均可脱落,但一般不超过黏膜肌层。慢性食管炎时,黏膜糜烂后可继发纤维化,并可越过黏膜肌层而累及整个食管壁。食管黏膜糜烂、溃疡和纤维化的反复形成,则可发生食管瘢痕性狭窄。显微镜下可见鳞状上皮的基底细胞增生,乳头延伸至上皮的表面层,并伴有血管增生,固有层有中性粒细胞浸润。在食管狭窄者,黏膜下或肌层均可见瘢痕形成。严重食管炎者,则可见黏膜上皮的基层被破坏,且因溃疡过大,溃疡边缘的鳞状上皮细胞无法通过再上皮化修复溃疡,而鳞状上皮化生,称为 Barrett 食管。发生于 Barrett 上皮的溃疡称为 Barrett 溃疡。

二、诊断

(一)临床表现

1.胸骨后烧灼感或疼痛　为本病的主要症状。症状多在食后 1h 左右发生,半卧位、躯体前屈或剧烈运动可诱发,在服制酸剂后多可消失,而过热、过酸食物则可使之加重。胃酸缺乏者,烧灼感主要由胆汁反流所致,服制酸剂的效果不著。烧灼感的严重程度不一定与病变的轻重一致。严重食管炎尤其在瘢痕形成者,可无或仅有轻微烧灼感。

2.胃食管反流　每于餐后、躺体前屈或夜间卧床睡觉时,有酸性液体或食物从胃、食管反流至咽部或口腔。此症状多在胸骨后烧灼感或烧灼痛发生前出现。

3.咽下困难　初期常可因食管炎引起继发性食管痉挛而出现间歇性咽下困难。后期则可由于食管瘢痕形成狭窄,烧灼感和烧灼痛逐渐减轻而为永久性咽下困难所替代,进食固体食物时可在剑突处引起堵塞感或疼痛。

4.食管溃疡　病理检查显示为边缘充血水肿、中性粒细胞浸润、细胞变形坏死,部分有肉芽组织或鳞状上皮增生。国外报道良性食管溃疡的尸解检出率达3.1%,提示临床上本病可能存在较高的漏诊率,应予重视。食管溃疡的病因复杂,常见的有反流性食管炎、物理或化学性损伤等。目前认为,慢性胃食管反流是发生良性食管溃疡的主要机制。良性食管溃疡的主要临床症状类似反流性食管炎、早期食管癌、功能性消化不良等疾病,未见有特异性症状,故难以根据临床症状直接诊断。因此,胃镜及病理组织学检查是诊断及鉴别诊断的重要方法。

5.并发症

(1)上消化道出血:严重食管炎者可出现食管黏膜糜烂而致出血,多为慢性少量出血。长期或大量出血均可导致缺铁性贫血。

(2)食管狭窄:食管炎反复发作致使纤维组织增生,最终导致瘢痕狭窄。

(3)Barrett食管:Barrett食管内镜下的表现为正常呈现均匀粉红带灰白的食管黏膜出现胃黏膜的橘红色,分布可为环形、舌形或岛状。Barrett食管可发生在反流性食管炎的基础上,亦可不伴有反流性食管炎。Barrett食管是食管腺癌的癌前病变,其腺癌的发生率较正常人高30~50倍。

(二)相关检查

1.X线钡餐和食管放射性核素检查　传统的食管钡餐检查通过观察有无钡剂从胃内反流入食管而确诊GERD,该方法简便、无创,但由于该检查是瞬时性的检查,无法区分生理性还是病理性反流。研究证实食管钡餐检查在正常人群中可有20%以上的反流检出率,而在经24h食管pH监测确诊存在病理性酸反流的人群中仅有26%的检出率。因此由于其敏感性和特异性的限制,在无并发症的GERD患者中不推荐该检查,但是食管钡餐检查可显示有无黏膜病变、狭窄以及食管裂孔疝等,对有上消化道内镜禁忌证的患者是一个较好的选择。

食管放射性核素检查同样是一种非侵入性的检查,具有迅速、安全的特点,能对食管内残留固体或液体进行定量分析;此外对抗反流药物疗效的观察、抗反流手术后的评价也有一定意义。但由于使用的试餐不同(液体或固体),极大地影响了其敏感性和特异性,目前该检查已较少使用。

2.食管诱发试验　在20世纪中后期,对部分具有烧心或胸痛症状而经常规动态pH监测、内镜检查或试验性治疗无法确诊的患者,常采用食管诱发试验来确定患者的症状是否源于食管,如滴酸试验、腾喜龙试验和食管气囊扩张试验等。由于食管诱发试验在不同反流类型中差异较大,如食管炎患者对酸敏感易得出阳性结果,而Barrett食管患者对酸的敏感性降低,可得出假阴性结果,故限制了其敏感性和特异性。同时该试验有潜在的风险,如气囊扩张导致食管穿孔等,目前临床上已较少使用。

3.食管测压　通常采用充满水的连续灌注导管系统测定食管腔内压力,以估计 LES 和食管的功能。测压时,先将压导管插入胃内,然后以 $0.5\sim1.0cm/min$ 的速度抽出导管,并测食管内压力。正常人静止时 LES 压力 $2\sim4kPa$（$15\sim30mmHg$）,或 LES 压力与胃腔内压力比值＞1。当静止时 LES 压力＜0.8kPa（6mmHg）,或两者比例＜1,则提示 LES 功能不全,或有 GER 存在。

食管测压可评价三部分食管的功能:LES、食管体部和上食管括约肌（UES）。有研究发现,GERD 患者 LES 和食管体部功能可出现异常,但 UES 的功能目前未见报道,后者是否与 GERD 的食管外表现,如咽喉不适等症状相关也尚需进一步的研究。

4.上消化道内镜检查　通过内镜检查,可以确定是否有反流性食管炎（RE）的病理改变,以及有无胆汁反流,对于评价 ER 的病理严重程度有重要价值。根据 Savary 和 Miller 分组标准反流性食管炎的炎症病变可分为 4 级:Ⅰ级为单个或几个非融合性病变,表现为红斑或浅表糜烂;Ⅱ级为融合性病变,但未弥漫或环周;Ⅲ级病变弥漫环周,有糜烂但无狭窄;Ⅳ级呈慢性病变,表现为溃疡、狭窄、纤维化、食管放宽缩短及 Barrett 食管。

内镜检查由于具有直视且可进行组织活检,甚至可进行内镜下食管扩张等优点,目前在临床上应用广泛,且对合并有报警症状,如体重下降和黑便的患者,内镜检查还有助于排除器质性病变,因此我国《胃食管反流病共识意见》已提出将该检查作为 GERD 的常规首选检查。

5.24h 食管 pH 监测　24h 食管 pH 监测通过将 pH 监测导管从鼻腔插入食管腔内,并在体外一端连接记录仪,记录食管内和（或）胃内 pH 的变化,其意义在于证实反流是否存在。24h 食管 pH 监测能详细显示酸反流、昼夜酸反流规律、酸反流与症状的关系以及对治疗的反应,使治疗个体化。24h 食管 pH 监测的日间变异率较大,且该技术只能检测酸性液体反流,对于其他反流包括气体反流和非酸反流等仍无法检测。鉴于目前国内食管 pH 监测仪应用仍不够普遍的情况,我国专家一致主张在内镜检查和 PPI 试验后仍不能确定是否有反流存在时应用 24h 食管 pH 检测。

6.食管胆汁反流测定　部分胃食管反流病（GERD）患者有非酸性反流物质因素的参与,特别是与胆汁反流相关。Bilitec 2000 胆汁反流监测仪是光纤分光光度计,可通过检测胆红素来反映胆汁反流存在与否及其程度。其缺点是固体食物颗粒易堵塞探头小孔影响检查结果,因此胆汁反流检测的应用有一定局限性。一般用于食管异常酸暴露已控制而症状仍未缓解的 GERD 患者,寻找难治性 GERD 的病因。随着食管多通道腔内阻抗监测的出现,该检查已逐渐被淘汰。

7.食管多通道腔内阻抗监测 食管多通道腔内阻抗监测是通过阻抗导管上一系列相邻电极所形成的环路中阻抗的变化来监测反流的;通过顺行或逆行的阻抗变化可区分吞咽和反流,而阻抗值的变化则可判断液体抑或气体反流。目前食管多通道腔内阻抗导管均带有 pH 监测通道,可根据 pH 和阻抗变化进一步区分酸反流(pH<4)、弱酸反流(pH 在 4~7 之间)以及弱碱反流(pH>7),提高反流与症状的关联程度。

最近的研究结果显示,通过阻抗监测可发现 GERD 患者与正常人在各种反流的次数方面并不存在差异,只是前者以酸反流为主,后者则以非酸反流为主;且两者均以混合反流为主(同时有液体和气体的反流)。故尽管该技术在功能上可完全替代 pH 监测,考虑到费效比,是否能取代单纯 pH 监测仍需进一步研究。

(三)诊断依据

(1)有反流症状。

(2)内镜下可能有反流性食管炎的表现。

(3)食管过度酸反流的客观证据,如患者有典型的烧心和反酸症状,可做出 GERD 的初步临床诊断。内镜检查如发现有 RE 并能排除其他原因引起的食管病变,本病诊断可成立。对有典型症状而内镜检查阴性者,行 24h 食管 pH 监测,如证实有食管过度酸反流,诊断成立。

由于 24h 食管 pH 监测需要一定仪器设备且为侵入性检查,常难于在临床常规应用。因此,临床上对疑诊为本病而内镜检查阴性患者常用质子泵抑制剂(PPI)作试验性治疗(如奥美拉唑每次 20mg,2/d,连用 7~14d),如有明显效果,本病诊断一般可成立。对症状不典型者,常需结合内镜检查、24h 食管 pH 监测和试验性治疗进行综合分析来做出诊断。

三、鉴别诊断

虽然 GERD 的症状有其特点,临床上仍应与其他病因的食管病变(如真菌性食管炎、药物性食管炎、食管癌和食管贲门失弛缓症等)、消化性溃疡、胆道疾病等相鉴别。胸痛为主要表现者,应与心源性胸痛及其他原因引起的非心源性胸痛进行鉴别。还应注意与功能性疾病如功能性烧心、功能性胸痛、功能性消化不良作鉴别。

四、治疗

(一)一般治疗

1.改变生活方式与饮食习惯   为了减少卧位及夜间反流可将床头抬高 15～20cm。避免睡前 2h 内进食,白天进餐后亦不宜立即卧床。注意减少一切引起腹压增高的因素,如肥胖、便秘、紧束腰带等。应避免进食使食管下端括约肌(LES)压降低的食物,如高脂肪、巧克力、咖啡、浓茶等。应戒酒及戒烟。避免应用降低LES 压的药物及引起胃排空延迟的药物。

2.改善生活质量   有研究表明,在 GERD 发病机制中可能有精神障碍等心理因素存在。国外多数学者认为,GERD 患者本身较高水平的焦虑抑郁,常表现出对疾病的适应不良,往往对疾病严重程度估计过重,严重影响患者的生活质量,造成患者生活质量下降。Naliboff 等对 GERD 的研究表明,持久的生活压力可引起烧心症状的产生,随着烧心频率及程度的增加,患者的焦虑抑郁程度也随之增加,而生活质量明显下降。我们认为精神心理状况的异常与 GERD 患者生活质量降低有关,但两者的因果关系目前尚不清楚,可能互相影响。抑酸治疗后不能获得满意疗效的 GERD 患者进行必要的心理指导及抗焦虑抑郁药物治疗是可行的。

3.精神心理治疗   神经官能症、焦虑、敌对情绪和抑郁等症状在 GERD 患者中常见,因此有必要对 GERD 患者进行心理治疗。黄世悟等对 61 例有 GERD 典型临床表现的围绝经期妇女给予内镜检查及分组进行药物治疗,围绝经期妇女症状性的 GERD 占较高的比例(70.3%),围绝经期妇女 GERD 综合治疗疗效 70%,在此基础上加用调节自主神经的药物和对患者精神心理异常的暗示治疗疗效93.5%,认为症状性的 GERD 与精神心理因素有着密切的联系,除抑酸等综合治疗外给予精神心理治疗更确切。

(二)药物治疗

1.抑酸药   抑制胃酸分泌是目前治疗 GERD 的主要措施。H_2 受体拮抗剂(H_2RA)易产生耐药,仅适用于轻至中度 GERD。PPI 抑酸能力强,是 GERD 治疗中最常用的药物。伴有食管炎的 GERD 首选 PPI 治疗,PPI 治疗糜烂性食管炎的内镜下 4 周、8 周愈合率分别为 80% 和 90% 左右,优于任何其他药物,部分患者症状控制不满意时可加大剂量。

2.促动力药   促动力药可通过增加 LES 张力,促进胃、食管排空而减少胃食管反流。目前临床上多使用多潘立酮、莫沙比利等促动力药。多潘立酮为外周多巴胺 D_2 受体拮抗剂,可通过增加 LES 张力、协调胃幽门十二指肠运动而促进胃排空。莫沙比利为选择性 5-羟色胺受体激动剂,在增加 LES 张力的同时,还能刺激食管蠕动和胃排空,可减少GERD患者的反流次数和反流时间,与西沙比利相比,无QT间期延长的不良反应。伊托比利是一种新型全胃肠道促动力药,可拮抗多巴胺D_2受体,抑制胆碱酯酶,具有加速胃排空、改善胃张力和敏感性、促进胃肠动力的作用。伊托比利消化道特异性高,对心脏、中枢神经系统、泌乳素分泌有影响,在GERD治疗方面具有长远优势。

3.黏膜保护剂　黏膜保护剂在食管内停留时间短暂,对已受损食管黏膜是否具有直接保护作用尚不清楚。硫糖铝可在糜烂溃疡面上形成一层保护膜,通过吸附胆盐、胃蛋白酶和胃酸,防止黏膜损伤,减轻反流症状,可用于治疗RE。应用抑酸药和促动力药后,如反流症状仍不缓解,应考虑是否存在十二指肠胃反流,此时可给予铝碳酸镁治疗。铝碳酸镁能结合胃内胆汁,中和胃酸,但不影响胃酸分泌,可减少胆盐和胃酸对食管黏膜的损害,服用后症状改善迅速。

4.新制剂的开发　近年来,随着对GERD发病机制认识的进展,已开发出一些新的GERD治疗药物,包括γ-氨基丁酸(GABA)-B受体激动剂、胆囊收缩素(CCK)-A受体拮抗剂、5-HT_3受体拮抗剂等。其中GABA-B受体激动剂巴氯芬可抑制迷走神经信号传入、中枢孤束核与迷走神经背核间信号传递以及迷走神经信号传出,强力抑制LES松弛,从而明显减少胃食管反流次数,是目前控制TLESR发生最具应用前景的药物。Koek等的研究表明巴氯芬能改善PPI治疗过程中仍有非酸反流者的十二指肠反流及其症状。该类药物的开发为GERD的治疗提供了新途径。CCK-A受体拮抗剂氯谷胺能减少TLESR,加快胃排空和结肠转运,但不影响吞咽时的LES松弛。

5.维持治疗法　GERD是一种慢性疾病,停药后半年的食管炎与症状复发率分别为80%和90%,故经初始治疗后,为控制症状、预防并发症,通常需采取维持治疗。目前维持治疗的方法有三种:维持原剂量或减量,间歇用药,按需治疗。采取哪一种维持治疗方法,主要由医师根据患者症状及食管炎分级来选择药物与剂量,通常严重的糜烂性食管炎(LAC-D级)需足量维持治疗,非糜烂性反流病(NERD)可采用按需治疗。H_2RA长期使用会产生耐受性,一般不适合作为长期维持治疗的药物。

对BE患者,无公认的药物维持治疗方法,注意定期内镜复查,病理活检。对RE患者,视病情轻重分别采取按需治疗、间歇治疗和长期维持治疗,临床症状缓解后应复查内镜判断食管黏膜愈合情况。对NERD患者,按需治疗和间歇治疗是公认的有效治疗措施,注意内脏感觉调节剂和精神心理治疗的作用。维持治疗的药物首选PPI。

第三节 食管裂孔疝

一、概述

食管裂孔疝是指腹腔内脏器(主要是胃)通过膈食管裂孔进入胸腔所致的疾病。食管裂孔疝是膈疝中最常见者,达90%以上。食管裂孔疝患者可以无症状或症状轻微,其症状轻重与疝囊大小、食管炎症的严重程度无关。裂孔疝和反流性食管炎可同时也可分别存在,区别此二者对临床工作十分重要。一般认为,亚、非国家食管裂孔疝的发病率远低于欧美国家。远东地区的发病率为2.9%(新加坡,11943例),4.1%(韩国,1010例),17.5%(日本,11943例),24.5%(北京,3493例)。在成年人作钡餐检查时,不论其症状如何,发现裂孔疝者为数不少。已明确食管裂孔疝的发病率随年龄的增加而增加,但与性别的关系尚无统一的联系。

形成食管裂孔疝的病因尚有争议,少数发病于幼年的患者有先天性发育障碍的因素,形成较大的食管裂孔和裂孔周围组织薄弱;近年来多认为后天性因素是主要的,与肥胖及慢性腹内压力升高有关。目前认为与食管裂孔疝发病有关的因素有食管内酸反流、肥胖、家族聚集性。而食管裂孔疝又增大食管裂孔,损害横膈角括约肌的功能,加重食管炎症,形成恶性循环。

食管黏膜的鳞状上皮细胞对胃酸无抵抗力,长期受反流的胃酸侵蚀可引起反流性食管炎,轻者黏膜水肿和充血重者形成表浅溃疡,呈斑点分布或融合成片,黏膜下组织水肿,黏膜受损而为假膜覆盖,较易出血。炎症可浸透至肌层及纤维外膜,甚至累及纵隔,使组织增厚、变脆,附近淋巴结增大。后期食管壁纤维化,瘢痕性狭窄,食管变短。在某些病例,可发现膈食管膜被牵拉至主动脉弓下,可达第9胸椎水平。

二、诊断

(一)临床表现

食管裂孔疝患者可以无症状或症状轻微,其症状轻重与疝囊大小、食管炎症的严重程度无关。滑动型裂孔疝患者常常没有症状;若有症状,往往是由于胃食管反流造成的,小部分是由于疝的机械性影响。食管旁裂孔疝的临床表现主要由于机械性影响,患者可以耐受多年;混合型裂孔疝在两个方面都可以发生症状。

1.胃食管反流症状 表现胸骨后或剑突下烧灼感、胃内容物上反感、上腹饱胀、嗳气、疼痛等。疼痛性质多为烧灼感或针刺样痛,可放射至背部、肩部、颈部等处。平卧、进食甜食、酸性食物,均可能诱发并可加重症状。此症状尤以滑动型裂孔疝多见。

2.并发症

(1)出血:裂孔疝有时可出血,主要是食管炎和疝囊炎所致,多为慢性少量渗血,可致贫血。

(2)反流性食管狭窄:在有反流症状患者中,少数发生器质性狭窄,以致出现吞咽困难、吞咽疼痛、食后呕吐等症状。

(3)疝囊嵌顿:一般见于食管旁疝。裂孔疝患者如突然剧烈上腹痛伴呕吐,完全不能吞咽或同时发生大出血,提示发生急性嵌顿。

3.疝囊压迫症状 当疝囊较大压迫心肺、纵隔,可以产生气急、心悸、咳嗽、发绀等症状。压迫食管时可感觉在胸骨后有食管停滞或吞咽困难。

(二)相关检查

1.内镜检查 内镜检查对食管裂孔疝的诊断率较前提高,胃镜检查中提出采用镜身上的长度标记测量食管裂孔疝的大小,但此做法并不十分精确。内镜检查显示多表现为:①食管下段齿状线升高。②食管腔内有潴留液。③贲门口扩大和(或)松弛。④His角变钝。⑤胃底变浅。⑥膈食管裂孔宽大而松弛。

2.X线检查 主要依靠X线检查确诊,常规胸部透视及胸部平片注重在心脏的后方或心影两侧有无含气的囊腔及气液平面,吞钡检查时注重有无膈上疝囊和疝囊内出现胃黏膜影,并观察膈上食管胃环的出现。虽然一般认为X线检查测量食管裂孔疝大小更为精确,但由于胃镜是评估上消化道症状的标准手段,因此有必要制定食管裂孔诊断和测量的标准。

3.钡餐诊断 下食管黏膜环是钡餐检查时食管与胃连接部的分界标志,出现于膈裂孔之上时可能提示食管裂孔疝。目前,临床上还没有一个标准化的方案可以评价和记录食管裂孔疝在吞咽或从仰卧位转成直立位时的可返纳程度。

4.食管测压检查 食管裂孔疝时食管测压可有异常图形,从而协助诊断。食管测压图形异常主要有以下表现:食管下括约肌(LES)测压时出现双压力带;食管下括约肌压力(LESP)下降,低于正常值。

(三)诊断标准

(1)上腹部、剑突下、胸骨后及其周围疼痛:特点是可向心前区、肩背部、上肢或下颌放射,进食过多、腹部加压、卧位时疼痛加重,立位及呕吐后减轻。

(2)反复出现胃灼热、反酸、嗳气、反食,出现程度不等的吞咽困难、吞咽痛和咽部异物感、呕血、黑便、贫血。

（3）电子纤维内镜检查符合滑脱型食管裂孔疝，镜下可见齿状线上移至距门齿38cm以内、胃底变浅、胃底反转可见疝囊，反流性食管炎征象。

（4）常规检查除外胸腔内心、肺、血管病变及胃、食管占位性病变。

三、鉴别诊断

1.冠心病　食管裂孔疝的发病年龄也是冠心病的好发年龄，伴有反流性食管炎患者的胸痛可与心绞痛相似，可放射至左肩和左臂，含服硝酸甘油亦可缓解症状。一般反流性食管炎患者的胸痛部位较低，同时可有烧灼感，饱餐后和平卧时发生。心绞痛常位于中部胸骨后，常在体力活动后发生，很少有烧灼感。

2.下食管和贲门癌　下食管和贲门癌易发生于老年人。癌组织浸润食管下端可破坏 LES 引起胃食管反流和吞咽困难，应警惕此病。

3.慢性胃炎　可有上腹不适、反酸、烧心等症状，内镜及上消化道钡餐检查有助于鉴别。

四、治疗

1.抑酸剂　可以缓解症状及治疗食管炎和溃疡。H_2 受体阻滞药如雷尼替丁150mg，2/d 或法莫替丁 20mg，2/d。质子泵抑制剂有奥美拉唑 20mg，1/d，兰索拉唑 30mg，1/d，雷贝拉唑 10mg 或 20mg，1/d。一项对 50 例 GERD 患者进行的研究发现，70%患者使用 30mg 兰索拉唑可控制食管酸暴露，而 30%需使用 60mg，两者的差别在于食管裂孔疝在前者的发病率为 28%，而后者的发病率为 100%。因此，食管裂孔疝的存在会影响抑酸药对食管 pH 值的控制，这可能与其促进 GER 有关。

2.黏膜保护剂　此类药物可以保护食管黏膜，常用药物有硫糖铝、氢氧化铝凝胶、甘珀酸钠(生胃酮)、枸橼酸铋钾等。

3.促动力药　主要作用在于促进胃排空，减少胃食管反流。常用药物有多潘立酮 10～20mg，3/d；五羟色胺调节剂如莫沙比利 5～10mg，3/d。与 H_2 受体阻断剂或质子泵抑制剂合用效果更佳。

第四节　贲门失迟缓症

贲门失弛缓症是一种原发性食管神经肌肉病变所致的食管运动功能障碍性疾

病(EMD)。以吞咽时下食管括约肌(LES)不能正常松弛或完全不松弛为特点,并伴有食管体部的扩张和食管失蠕动。病因不十分明确,临床主要症状有吞咽困难、胸痛和食物反流。近代国际文献上通用"Achalasia"这一病名,国内也有采用食管贲门失弛缓症的。

一、流行病学

本病世界各地均有发病,流行病学调查,发病率大约1~1.2/10万人口,美国报道为0.6/10万,我国上海市胸科医院20年收治的食管疾病患者中,本病占4.4%。男女发病率大致相同。文献报道世界各地2148例患者中,男性为49.8%,女性为50.2%。本病可在任何年龄组发病,平均发病年龄40~50岁,以20~40岁多见。Kilpatric曾报道,该病在母女、孪生兄妹间发生,有家族倾向,但迄今为止,尚未发现其遗传基因的改变。

二、病因及发病机制

病因不十分明确,研究证明可能与下列因素有关。

(一)神经源性病变

食管组织学检查发现,位于内层环形肌和外层纵形肌之间的Auerbach神经丛的神经节细胞退行性变、减少或消失,单核细胞浸润,神经节被纤维组织代替。这种异常可累及食管体部和LES,导致贲门在吞咽时不能松弛和食管扩张及失蠕动。

(二)迷走神经功能不全

研究证明,动物实验犬的脑干迷走神经核团中,迷走神经背运动核,节前神经轴索等在光学和电子显微镜下均显示病理性改变,如脂肪性变、髓鞘破裂、神经纤维断裂、轴索肿胀以及嗜银细胞消失等。临床研究也证明,贲门失弛缓症患者有明显的胃酸分泌障碍,与迷走神经切断术后类似,提示本病发病与迷走神经功能不全有关。

(三)食管平滑肌损害

在电镜下观察贲门失弛缓症患者的食管平滑肌时,可见一些非特异性的平滑肌病变,如肌细胞自溶,肌纤维细胞核及胞浆内包涵体纤维密度中有花斑,肌细胞萎缩或硬化等。这些病理改变主要限于扩张的食管部分和食管胃连接部位。

(四)食管下括约肌的超敏性

近代研究提示贲门失弛缓症患者,LES对某些内源性或外源性消化道内分泌激素有超敏感性。Orlando等研究发现,贲门失弛缓症和食管痉挛患者对五肽胃泌素有超敏反应,导致 LES 的高张状态。此外,对胆囊收缩素(CCK)有异常反应。在贲门失弛缓症患者的下端食管神经纤维中,血管活性肠肽(VIP)含量减少,致 LES 压力升高。Penagini 等研究结果显示,本病患者食管下括约肌对阿片受体刺激有高敏感性。因此,本病不仅有神经元损害,也存在神经、肌肉受体的异常,从而导致 LES 对某些内源性或外源性刺激表现超敏反应。

(五)一氧化氮

动物及人的实验已证实一氧化氮(NO)是抑制非肾上腺能和非胆碱能神经传递和调节的介质。Bult 等首次报道一氧化氮与消化系统生理、病理关系密切,特别对消化道运动的调节作用。内源性一氧化氮是左旋精氨酸在一氧化氮合成酶(NOS)的作用下生成的。人的食管中 59% 的肠肌间神经元中含有一氧化氮合成酶。Mearin 等证明,贲门失弛缓症患者缺乏一氧化氮合成酶,一氧化氮产生减少,与食管功能和 LES 异常有关。

(六)其他

到目前为止,尚未证实贲门失弛缓症的遗传基因。Singaram 等在患者的血清中查到一种新的自身抗体,系一种非特异性直接抗神经元抗体,这种自身抗体拮抗胃肠道神经,但在贲门失弛缓症中的作用,目前尚未被证实。

三、病理及病理生理

本病累及 LES 和食管体中部。疾病早期食管大体标本基本正常,至中晚期食管体部扩张、延长、扭曲,食管壁变薄,但环形肌可肥厚,LES 无明显解剖学异常。组织学检查可见食管体部黏膜有不同程度的炎性改变、溃疡、异型增生等。典型特征为肌神经丛病变、神经节细胞的减少或缺失、单核细胞浸润、纤维化及瘢痕样改变。脑干中背侧迷走神经核的神经节细胞也减少,迷走神经可发生沃勒变性。在电镜下可发现食管平滑肌的微丝丛,从表面膜脱落或细胞萎缩。

由于食管壁神经丛病变和食管平滑肌的去神经性萎缩,以及迷走神经功能障碍,导致 LES 静息压升高,可超过正常人的 2 倍。在吞咽时,LES 又不能很好松弛,甚至完全不能松弛,使食团进入胃内受阻。另一方面,由于食管体部的失蠕动和运动不协调,对食团无推进作用,食物潴留于食管内,一直至食管内压超过 LES 压力时,由于重力作用,食团才能缓慢通过。长期的食管内容物残留,进一步导致食管扩张、延长和弯曲,食管炎症、溃疡、憩室或癌变。

四、临床表现

本病的主要症状有吞咽困难、反胃和胸痛。大多数缓慢发病,开始时症状不明显,持续多年或数月才就诊。突然发病者多与情绪紧张有关。

(一)吞咽困难

吞咽困难是本病最早出现的症状。早期症状不十分明显或间断性发生。诱发因素有情绪紧张,进食过快或过冷、过热饮食等。患者常感进食后胸骨下部有食物黏附感或阻塞感,可持续多年而不引起患者足够注意。疾病进一步发展,患者感觉食物不能吞咽,并阻塞在胸骨下端部位。患者常常设法解除吞咽困难如大量饮水,或改站立位,进餐时不断用力咽空气,深呼吸,不自觉的 Valsalva 动作等。

(二)反胃、夜间反流和肺吸入

50%~90%的患者发生反胃,较吞咽困难发生晚些,因为早期虽然食管排空迟缓,但 LES 尚可缓慢通过食物,此时食管内潴留物并不多,患者大多数只感吞咽困难或阻塞感。随着疾病进展,吞咽困难加重,食管进一步扩张,在进餐中或餐后出现反胃现象。开始多为当餐或当日进食的食物,常混有大量唾液和黏液样分泌物。疾病晚期,由于食管高度扩张,容量增加,可滞留更多的食物,反胃次数可相对减少,反出的内容物甚至是 2~3 天以前进食的已腐烂变臭的食物。夜间入睡后也常有食管内容物反出,称夜间反流(NR)。反流物误吸入呼吸道称肺吸入(ASP),可导致支气管肺部感染和夜间哮喘发作。

(三)胸痛

贲门失弛缓症引起胸痛,发生率 13%~90%。位于胸骨后、剑突下或胸骨下端,可放射到肩、颈部或心前区。疼痛性质不一,针刺样或灼烧样痛、隐痛或剧烈的挤压样痛。大多发生在进食时,也可自发性疼痛,口服硝酸甘油片可缓解,与心绞痛发作相似,临床上应予以慎重鉴别。由于酸性胃内容物对食管黏膜的刺激和食管黏膜对酸的敏感性可诱发食管运动异常和第三收缩而致胸痛。

(四)其他

重症和病程较长时,有明显体重减轻、营养不良和贫血。如短期内迅速消瘦,吞咽困难呈进行性加重的患者,应警惕并发食管下端贲门癌。

本病典型病程可分为三期:①早期:吞咽困难,反胃和胸骨后痛为主要症状;②中期(代偿期):以食管运动障碍为特征,吞咽时食管无蠕动;由于食管扩张,代偿性容量增加,吞咽困难可稍有减轻。③晚期(失代偿期):食管极度扩张,夜间反流和肺吸入,以及消瘦、恶病质等。

五、实验室检查

本病实验室检查有:X线食管吞钡检查、内镜及活检、食管测压、同位素食管排空时间测定以及诱发试验等,均对诊断本病有重要价值。

(一)X线检查

1.胸部平片　中、晚期患者伴有明显食管扩张时,胸部平片可见右纵隔影自上而下明显增宽,轮廓光滑整齐,有时可见气液平面。常伴发慢性肺部疾患,如肺炎、支气管扩张及肺脓肿X线征象等。

2.食管钡剂检查　早期食管下端狭窄呈漏斗状,边缘光滑,食管扩张不严重,少量钡剂尚可通过LES到达胃内。失代偿期食管下端呈圆锥状狭窄,典型的呈鸟嘴样;上端食管普遍扩大,食管内潴留物较多,可出现分层现象(气体、液体、钡剂);食管蠕动完全消失。

(二)内镜检查

食管腔扩大、松弛,腔内潴留较多,并混有食物残渣。合并巨食管者,食管壁变薄,有时可见局限性向外膨出形成假憩室。食管体部蠕动减弱或完全无蠕动,食管下端有时可见到环形收缩皱襞。一般均合并有食管炎,表现为黏膜充血、糜烂渗出、溃疡形成、黏膜增厚及息肉样改变。当发现黏膜表现有白色伪膜覆盖或白斑时,应进行细胞刷片直接查找菌丝或酵母菌,偶见合并念珠菌性食管炎。贲门呈持续关闭状态,但黏膜光滑,柔软,内镜缓慢滑入贲门口,进入胃内并不困难。如发现贲门口狭窄、僵硬、表面不光滑,应考虑合并贲门癌可能,须多处取活检进行组织学检查和细胞刷片,印片进行诊断。有时胃底部癌可发生假性贲门失弛缓征象,应注意观察。

(三)食管测压

食管测压对诊断贲门失弛缓症有重要意义,可作为药物治疗疗效、扩张术及食管肌切开术后食管功能评价的一种量化指标。食管测压通常用灌注式导管法、气囊式测压法和腔内金属微形传感器法等。20世纪80年代末新问世的移动式(佩带式)24h食管测压技术(EM),可连续24h动态记录食管LES压力松弛情况以及食管蠕动等压力参数。

贲门失弛缓症的食管测压具有以下特征性的改变:

1.LES静息压升高或正常　当吞水或作干吞试验时,LES无松弛或松弛不完全,有时LESP可高达6.0kPa,大部分病例LESP在4.5kPa以上,也有LESP正常者。

2.食管体部压力和运动异常 食管静息压上升,几乎和胃内压相同,呈正压。吞咽时,食管体部缺乏推进性的蠕动收缩,而被许多杂乱无章的小波所代替,或呈低幅非传导性同步收缩。

3.腾喜龙激发试验 静脉注射 $5\sim10mg(80\sim260\mu g/kg)$,$1\sim2min$ 后,食管强力收缩,食管腔内压骤增,持续 $5\sim10min$ 甚至更长;LES 压力上升;甚至诱发胸痛、呕吐。这种超敏反应在弥漫性食管痉挛者更为明显。

4.食管上括约肌(UES)压力及松弛功能正常。

(四)同位素食管排空时间测定

放射性同位素闪烁扫描检查食管通过时间,通常用于评价食管肌切开术或扩张术后,食管排空的改善程度或用于观察术后有否伴发胃食管反流。检查方法是空腹 4h 以上,口服 15mL 水,内含 8.1MBq ^{99m}Tc,在 γ 照相下连续进行食管区域的同位素计数,测出 1min 和 5min 食管核素通过百分率。

六、诊断和鉴别诊断

原因不明的吞咽困难,慢性发病,非进行性或间歇性发作,特别发生在青年患者,应考虑此病。X 线食管吞钡检查和内镜及活体组织学检查,排除其他原因所致的吞咽困难,诊断即可确立。必要时进行食管测压和同位素食管排空等检查,应与下列疾病相鉴别。

(一)节段性失蠕动

节段性失蠕动是一种与精神、心理因素有关的非特异性吞咽困难。食管测压显示食管末端呈低幅蠕动或无蠕动,故称节段性失蠕动。但具有正常的 LES 静息压和吞咽时松弛功能正常,可与贲门失弛缓症鉴别。

(二)假性贲门失弛缓症

食管-胃接合部的肿瘤,浸润至黏膜下层和肌间神经丛时,可伴有类似贲门失弛缓症样 LES 高压和吞咽的无松弛,称假性贲门失弛缓症。内镜及活检具有重要鉴别意义。

(三)弥漫性食管痉挛

弥漫性食管痉挛是由于食管平滑肌反复高压性、同步收缩所致的胸痛和吞咽困难。食管排空延缓,对胆碱能药物也具有超敏反应,硝酸甘油类制剂、钙通道阻滞剂治疗可缓解症状。

(四)特发性高张力性下食管括约肌

特发性高张力性下食管括约肌(LES)又称特发性下食管括约肌高压征。原因不明,食管测压显示 LES 高压状态(>4.0kPa,有时达 $6\sim7$kPa)。吞咽时可正常松弛或松弛不全,但食管蠕动正常。X 线食管吞钡检查无食管扩张等改变有助于同贲门失弛缓症鉴别。

(五)老年性食管

老年性食管这一概念,系指发生在老年人的功能性食管病。常见的症状是吞咽困难、胸痛,或胃食管反流症状,常被怀疑食管癌。本病发生机制可能与老年人神经调节机制失调和平滑肌退行性病变有关。食管测压和食管内镜检查可与贲门失弛缓症及食管癌鉴别。

(六)恰加斯病食管

恰加斯病食管系流行于南美的一种锥虫病,因侵犯食管,使肌间神经丛退行性变。临床表现与贲门失弛缓症不易区别,也常伴巨食管。食管测压时,LES 不能松弛,食管失蠕动。

七、并发症

贲门失弛缓症虽属良性疾患,但可并发食管癌、食管黏膜病变以及严重的呼吸道感染,而导致死亡。

(一)食管癌

贲门失弛缓症患者食管癌的发生率为 $1.7\%\sim16.7\%$。Harley 综合 3679 例贲门失弛缓症患者,其中并发食管癌 121 例,发生率为 3.3%。我国黄国俊及张炜等报道 173 例并发食管癌 8 例,发生率为 4.6%,显著高于一般人群。可能与食物长期潴留,导致食管黏膜病变有关。癌变部位在食管中段,其次为下段;男性多见。发病年龄 $48\sim51$ 岁,较无弛缓症者发生早。

(二)呼吸系统病变

大约 10% 的患者并发慢性支气管肺部疾患。常见有吸入性肺炎、慢性支气管哮喘、肺脓肿、支气管扩张、肺纤维化以及肺结核等。重症患者,因食管高度扩张、食管内容物充盈、压迫气管,导致呼吸困难,甚至窒息。

(三)食管黏膜病变

由于食物潴留,化学性或继发细菌性感染长期刺激而引起食管黏膜损害表现有:①食管炎:内镜下可见充血、渗出、糜烂,严重者可发生溃疡,少数可发生出血或穿孔。②食管霉菌病:常见为念珠菌感染,多发生在重症衰弱的患者,受累多在食管中下段,内镜检查见黏膜充血、水肿、糜烂、溃疡或白色伪膜样白斑,霉菌特殊培养可明确诊断。③食管黏膜白斑:由于慢性炎症、鳞状上皮角化过度引起的白色斑块样损害,可能是食管癌的癌前病变。

(四)其他少见并发症

偶见食管下段局限性向外膨出形成憩室,不伴门脉高压的食管静脉曲张、肺性肥大性骨关节病等。

八、治疗

治疗目的在于减低 LES 高压,促使 LES 松弛改善,加速食管排空,达到解除和缓解失弛缓症症状的目的。可以选择内科姑息治疗、扩张术或外科食管肌切开术,切断食管环肌层等措施。

(一)内科治疗

1.一般内科治疗　轻症病例,应指导患者注意饮食习惯,少量多餐,软质食物为宜。进餐时应细嚼慢咽,发生哽噎时可喝汤冲下。避免进食冷饮和刺激性食物。有精神和心理障碍者,应给予安慰和必要的镇静剂。晚期重症患者,当潴留物较多,食管高度扩张时,可禁食或抽吸,使食管排空,静脉输液给予足够的热量和液体,并注意纠正全身营养不良状态。

2.药物治疗　内科药物治疗包括四大类:①硝酸甘油制剂。②钙通道阻滞剂。③抗焦虑药和镇静药。④平滑肌松弛剂。抗胆碱能药物大多无效。但有报道普鲁苯辛、山莨菪碱(654-2)、1%普鲁卡因 10mL 口服等,增加食管排空,可试用。目前尚无使食管蠕动恢复正常的药物,避免使用促胃动力药。硝酸甘油与钙通道阻滞剂合用,较单一用药疗效好。如发生反流性食管炎,可给予抑酸制剂及黏膜保护药。发生霉菌性食管炎时,可用制霉菌素、克霉唑、酮康唑和氟康唑等抗霉菌治疗。

(二)食管扩张疗法

扩张治疗术前禁食至少 12h,如食管扩张明显,潴留物多时应延长禁食时间,必要时将食管内残渣吸引,清除冲洗干净。常用的扩张方法有:

1.流体静力性扩张法　通过引导线用 41F 和 50F 的扩张橄榄探条进行扩张。48h 后再进行水囊扩张,同时监测其压力。

2.气囊扩张法　采用 Browne Mchardy 和 Hurst-Tucker 扩张器,方法基本与流体静力性扩张法相似,但用空气代替水进行扩张。目前,临床上用得比较多的Rigiflex 气囊扩张技术,可在内镜直视下进行,可获得满意的效果,此法操作简单,不需要 X 线监视。

3.钡囊扩张法　使用套囊内充钡的方法,在 X 线监测下,向囊内注入 25～30mL 的钡剂,达到扩张的目的。

4.探条扩张法 通常用直径为 18F 的探条扩张器,直接或内镜引导。但扩张狭窄部位,效果不如气囊。

5.金属扩张器扩张法 目前使用的系改良的 Stark 扩张器,在直视下经口将扩张器置于确切位置。

6.Witzel 扩张器扩张法 为一长 20cm 的聚乙烯管,外附有充气装置和一个长15cm 的气囊。由胃镜引导经口送入胃内,胃镜顶端入胃后后屈,反转法在贲门部可见气囊的下段,推进内镜使气囊中点与贲门平行,充气压力达 40kPa,维持 1min。

扩张治疗贲门失弛缓症的优点是不破坏 LES 的弹性特性,疗程短,患者多乐于接受。无论哪一种扩张方法,1 年随访临床成功率可达 90% 以上。

扩张术常见并发症有穿孔、出血、胃食管反流和疼痛等。为防止并发症发生,开始应严密进行监护,6h 后开始进流食,24h 后可进软食。必要时给予抗生素、输液。发生穿孔者,应进行外科监护或手术。

(三)放置食管贲门支架治疗

近年来开展内镜直视下或 X 线监视下放置食管贲门支架技术,应用于扩张治疗失败或扩张治疗后贲门失迟缓症症状无改善的患者。但应选择可回收的带膜的金属支架,并且应注意支架滑行的问题。

(四)外科治疗

经内科保守治疗无效,或合并有严重并发症,怀疑癌肿,多次扩张术失败或穿孔者,应进行手术治疗。手术的方法包括缩窄扩大的食管腔,缩短屈曲延长的食管,扩张 LES 区,食管—胃部分切除吻合或转流手术,贲门成形术及食管肌切开术等。术式较多,改良的 Heller 术应用最广泛,80%～90% 患者症状明显改善,术后并发症最常见的有胃食管反流,发生率为 10%～50%,同时行胃底折叠术抗反流可减少 GER 的并发。手术总的评价是长期有效率占 85%～90%;并发症为 3%;消化道狭窄发生率为 5%。手术理想的疗效应是有良好的食管排空而不发生反流,可长期维持在症状缓解状态,无死亡率和较少的并发症。

(五)微创肌切开术

近年来迅速发展的胸腔镜或腹腔镜下改良 Heller 肌切开术,具有传统开放手术的有效性,手术操作得以简化,减少了创伤,缩短了术后住院日和康复时间,降低了术后死亡率。经腹腔镜或胸腔镜手术患者,随访 1 年的有效率为 78%～100%。最近两项研究提示,在 2 年随访中,所有患者($n=8,n=10$)均获显著或良好疗效。所有病例术后内镜检查均正常,术后食管测压($n=7$)从 4.67kPa 显著下降至1.13kPa。

目前,多数采用经腹腔镜手术,认为其具有下列优点:①术中手术器械与食管纵轴平行。②LES更易直视。③扩张食管常偏向右胸,经胸手术暴露困难,而经腹手术通过牵拉胃可顺利完成肌层切开。④简化麻醉操作。⑤减少术后疼痛,缩短住院时间。⑥手术失败时开腹手术比开胸手术更易于被患者接受。

(六)内镜下括约肌内肉毒毒素注射治疗

肉毒毒素(BT)是一种神经肌肉胆碱能阻断剂,故可以降低食管下括约肌胆碱能神经的兴奋性,从而缓解症状。

1993年成功地应用于仔猪动物模型。1994、1995年分别有10例、21例临床研究。1996年长期随访研究发现,初期有效率为90%,长期(>6个月)疗效为71%(其中3例经再次注射)。更长期的随访(2～4年)发现,1年后有效率为68%,LES压力降低45%(降至3.33kPa左右),食管直径缩小25%,食管反流减少35%。初治后疗效持续时间平均为1.3年,15例复发再注射患者中有9例再次缓解,且缓解持续时间与初治无差别。下括约肌内BT注射与Rigiflex气囊扩张器的随机双盲对照研究发现,两者有相似程度的症状缓解,客观指标(如LES压力)无统计学差异,穿孔发生率分别为0和2.2%。目前尚未发现BT注射有危及生命安全的明显迹象,不良反应轻微,仅可见短时胸痛、胸骨后灼烧感、短时皮疹,但其远期安全性尚不明确。还需警惕可能会出现类似BT治疗骨骼肌疾病中出现的问题。因此,BT注射仅适用于年龄偏大、严重营养不良患者,扩张术并发症发生率高的患者,手术无效患者,曾行扩张并发穿孔患者,伴发膈上憩室患者等。

第五节　食管异物

食管异物是消化内科和耳鼻喉科常见的急诊之一。任何物体在特定情况下都可成为食管异物。

一、相关因素分析

1.分类　食管异物一般可分为四类:①金属类:包括钱币、纪念章、义齿、缝针、项链、戒指、铁丝、玩具、刀片等。②物理性:包括围棋子、塑料片等。③植物性:包括各类果核、果仁等。④动物性:包括鱼刺、骨片、肉团、海鲜壳等。临床一般以鱼骨和禽畜骨类居多,约占80%以上。

2.部位　从解剖上看,食管异物大多位于食管的3个生理狭窄处。据多项荟萃分析,食管异物位于上段最多,占44%～98%;中段次之,占13%～20%;下段最少,占 3%～10%。

3.地域　据统计,食管异物中农村患者偏多,约为 67%。而 24h 内就诊比例大概为 35%。

4.年龄　调查显示,食管异物中,小于 12 岁的儿童占 6%,13～18 岁的少年占 3%,19～59 岁的中青年占 62%,60 岁以上的老年患者占 29%。

由于生理习性及生理功能不同,食管异物发生在多个年龄组的情况也不尽相同。儿童喜欢玩耍,经常把各种物品放入口中,且咽部防御反射不健全,容易把钱币、果核及塑料片等吞入食管;而成人大多因咀嚼不细将混杂于食物中的鱼刺、骨片咽下所致;老人多因黏膜感觉迟钝,食物不易咬碎或义齿脱落引起。

二、临床表现

1.症状　患者一般有明确的异物误咽史。轻者有咽部或胸骨后不适、隐痛,吞咽时尤为明显,大多有不同程度的颈部、胸骨后疼痛,伴吞咽困难和梗阻感。严重时可出现恶心、呕吐,儿童可有吵闹、流涕、气急、不能进食等。以后出现的症状取决于有无并发症的发生。尖锐及刺激性异物损伤黏膜可引起食管穿孔、食管周围炎、纵隔炎、纵隔脓肿,造成食管—气瘘,亦可侵及周围组织器官,或移出食管外,引起气胸、脓胸、主动脉破裂、心脏穿透等。

2.体征　单纯的食管异物无明显的阳性体征。若出现并发症,可出现相应的体征。

三、诊断

食管异物的诊断主要依靠病史、影像检查及内镜检查。

(一)病史

大多食管异物自觉有异物吞咽史,但对于儿童或特殊患者需仔细询问,防止漏诊。

(二)影像学

1.X 线检查　X 线检查是诊断食管异物及其并发症的重要方法之一,可确定异物的存在、性质、大小、形态、位置及有无并发症,为临床提供有价值的资料。X 线检查一般根据异物的物理性质、形状、大小等采用不同的检查方法。

(1)普通 X 线摄片:多应用于食管金属异物。先摄取颈部侧位片或胸段食管的右前斜位片,必要时加拍正位片,此法简单、安全,所受射线少。常规 X 线检查对并发症的诊断也有帮助,纵隔炎时可显示纵隔增宽;食管穿孔时,可发现食管周围积气、皮下及纵隔气肿、气胸、胸腔积液、心包积液等。

（2）食管钡餐检查：采用常规或双重钡餐造影检查，可显示非金属性异物。有些较小的食管异物，在气钡双重造影时难以发现，目前有人用气钡双重造影加水洗法诊断食管异物。结果发现，食管异物的阳性发现率明显高于普通气钡造影，并能明确食管异物的大小、位置及刺入方向，为临床治疗提供重要的参考依据，是食管细小异物有效、安全的检查方法。对于老年人食管内肉块异物梗阻，有时钡剂检查可误认为食管癌，须仔细加以鉴别。

（3）食管吞服钡棉检查：对于较小异物，刺入食管壁者可吞服含钡棉絮，通过摄片可见钡棉通过食管异物处部分受阻，出现偏流及分流征象，异物表面可有少量钡剂附着或钡棉悬挂于异物上，并可观察食管黏膜有无中断、破坏征象。但此检查方法也要慎重：①若食管异物已造成食管穿孔，钡剂可通过穿孔处进入纵隔或胸腔，且难以排出，可加重并发症。②若此检查方法未能诊断食管异物的存在或相关情况，需行胸腔CT检查时，钡剂会造成伪影，以至于图像难以观察，故在选择此检查方法时需引起注意。

（4）泛影葡胺造影检查：对疑有食管异物造成穿孔者，可用泛影葡胺吞钡造影，若造影剂流入纵隔或胸腔内，可及时发现食管穿孔，且存留于纵隔和胸腔内的造影剂易于吸收。

2.胸部CT及后处理技术　若上述检查方法都不能明确诊断或临床高度怀疑穿孔者，需行胸部CT检查。荟萃分析表明，食管异物容易合并穿孔并穿破食管形成气管或纵隔瘘。CT检查有利于观察食管壁的完整性，还可以观察邻近组织、气管及纵隔的情况，在食管异物穿孔的定位、定性诊断方面准确性高。此外还可以使用多层螺旋CT（MSCT）、多平面重建（MPR）、最大宽度投影（MIP）、容积再现（VR）等手段提高诊断水平。

3.内镜检查　内镜检查既是食管异物的确诊方法，又是主要的治疗手段。

四、并发症

食管深居颈部及纵隔，周围有许多重要的器官和血管。若异物（尤其是尖锐异物）停留在食管，未能及时取出或处理不当，将会发生严重的并发症。

（一）食管周围炎

食管周围炎是最常见的并发症，一般认为尖锐异物在食管停留超过24h，感染即可出现。表现为胸骨后疼痛、发热、周围血白细胞升高。X线下可见食管周围组织水肿，内镜下可见食管黏膜充血、水肿、糜烂。此时应尽快取出异物，否则可加重感染,引起周围脓肿。取出异物后,须行禁食、补液、抗感染治疗,必要时可加用短期激素治疗,以利于消退炎症造成的肿胀。切忌多次反复内镜检查,以免造成严重的损伤及感染扩散。

(二)穿孔

常见于食管颈段,因尖锐异物或异物存留时间过长引起。处理异物前必须判定是否有食管穿孔的存在,出现明显胸骨后疼痛、下咽困难、发热等,此时可选用碘油或泛影葡胺吞服造影,行食管 X 线摄片明确是否有穿孔及穿孔的位置。由于细小穿孔在 X 线上不能明确显示,而临床高度怀疑者,可行胸部 CT 检查,若观察到纵隔积气利于诊断。对于早期及细小穿孔,行禁食、胃肠减压、抗感染、抑酸治疗可好转;伴纵隔气肿者,需纵隔内分离、排气、抗感染治疗;对于脓气胸者,应行脓肿内排气和闭气引流。

(三)食管周围脓肿、颈深脓肿及咽后脓肿

食管穿孔后未及时发现或治疗不当可造成化脓性感染。治疗时应首先去除异物,建立通畅引流,强力抗感染。可行颈-纵隔引流、咽或食管内-纵隔引流、开胸引流等。值得注意的是处理颈深脓肿时,应避免损伤颈部血管,处理咽后脓肿时需防止窒息。

(四)血管损伤

是食管异物最严重的并发症,累及的血管主要为主动脉、无名动脉、左锁骨下动脉、颈总动脉、颈内静脉等。食管异物引起主动脉大出血的机制有两个方面:①尖锐异物刺破食管壁后,直接刺入主动脉造成大出血。②异物引起食管周围炎,主动脉急性炎症或坏死产生假性主动脉瘘,破裂形成主动脉食管瘘。一旦临床诊断此瘘时应绝对卧床休息,并立即处理。

(五)其他

其他少见的并发症还有食管气管瘘,皮下气肿,腹腔脓肿等。

五、治疗

食管异物的治疗原则为尽早取出异物,减少并发症的发生,必要时行手术治疗。

1.食管镜　食管镜不仅可以明确异物存留部位及食管壁损伤的情况,还是重要的治疗手段,主要适用于位置较高的食管异物。常规情况下行黏膜表面麻醉即可,近年有人主张使用强化表面麻醉,即术前 20min 肌内注射安定 10mg,阿托品 1mg,哌替啶 100mg,术前 10min 用 1% 丁卡因喷雾口咽部 3～5 次,口服 2% 利多

卡因 5mL。此法可使横纹肌及平滑肌松弛,有利于医生的操作,同时可减少患者的反应和痛苦,又无全麻的缺点。麻醉后先检查下咽部,尤其是梨状窝处,有些鱼刺等异物经常位于此处。在直视下小心进镜,若见条状尖锐异物插入食管壁,应先以异物钳将异物上方的食管壁向外推开,让异物游离端从食管壁分离,再将食管镜靠近异物后取出。对于难以套入食管镜的较大异物,则尽量暴露异物边缘,暴露其锐利的一端,再用异物钳钳住,避免尖端与食管壁接触,异物钳与食管镜一起退出。也有报道用带气囊的硬管食管镜取异物,使用气囊扩张食管,有利于食管镜下操作,待异物被钳住后,气囊放气,随食管一起退出,取得了良好的效果。

2.电子内镜　虽然食管镜在食管异物的治疗中起了重要的作用,但它也有自身的缺陷。由于食管镜属硬质镜,所以操作时患者比较痛苦,且若异物位于食管中下段时,操作时难度较大,因此现在使用电子内镜取食管异物的报道越来越多。虽然电子内镜的形状和口径有限,尚不能完全代替金属食管镜,但它操作方法简便,成功率高,并发症少,正成为食管异物治疗的主要手段。

术前行必要的辅助检查,掌握其适应证和禁忌证。适应证:食管内异物,自然排出困难者,尤其对锐利异物及有毒异物更应积极试取。禁忌证:有内镜检查的禁忌证,可能已全部或部分穿出食管外的异物。取不同的异物,操作方法也不尽相同。

(1)长条形棒状异物:如汤勺等,可用圈套器取出;对外径较细,表面光滑的棒状物,用三爪钳、鳄嘴钳较为方便;异物一端直径较大而锐利,另一端小而光滑,取出时最好将光滑端先朝上取出。

(2)球形异物:如果核等,表面光滑,钳取时较困难,套取又易脱落,选用篮型取石器或网兜型取物器较合适。

(3)薄片状圆形金属异物:如各种硬币等,一般用活检钳或异物钳取出较方便。

(4)食物团块:食管内的食物团块应让患者呕出或设法让食物团块进入胃内,以免引起窒息。对食管异物完全性阻塞或原有食管病变的患者往往采用内镜下咬钳将食物咬碎,然后用圈套器或三爪钳取出。

(5)长形或多边形尖锐异物:如张开的别针等,先用鳄嘴钳夹住别针的绞合圈部,再转动内镜,使别针与食管平行,内镜连同别针一起退出。另一种方法为先将开口向上的别针推入胃腔内,使之转为开口向下再取出。缝针、刀片等异物往往在取出过程中易继发损伤食管黏膜,甚至造成严重裂行损伤、使异物进入纵隔等脏器、引起消化道出血等,此时应在内镜头部固定一个橡皮保护套管。插入内镜后,张开异物钳夹住异物一端,使异物的长轴与食管平行一致,提起抓取钳,使之进入橡皮保护套管内,慢慢退出胃镜,对带有钢钩的义齿、玻璃片等也可用这种改良的内镜试取。

此外,目前我们还有多种辅助方式帮助治疗。临床上经常遇到尖锐异物两端均刺入食管壁,内镜直视下难以判断异物的刺入深度及和与食管壁外大血管的关系。如盲目在内镜下取异物,则可能导致威胁生命的大出血,如不加选择进行开胸手术,则可能造成不必要的损伤。此时可以使用超声内镜以判断食管异物与食管壁和壁外血管的关系,安全、有效地在内镜下取出异物。

在内镜引导下,还可使用穿线钳取法取嵌顿性异物。用丝线绕过异物,尽量将丝线调节至异物近端侧食管壁。在内镜直视下缓缓提拉丝线,致异物近端上翘直至脱出食管壁。此方法适用于长条嵌顿性异物,异物两端尤其是近端能否从食管壁中脱出就成为此类异物取出的关键。此法的安全性与异物形状、嵌顿时间、嵌顿部分大小、嵌入端尖锐程度和嵌入深度、术中操作技术有关。

有报道使用双内镜取食管异物。当异物两端刺入食管,反复夹取未能成功,可插入另一内镜,当两镜前端分别靠近异物与食管相交的前后壁时,以异物长轴方向相向调节旋钮,使内镜前端向相反方向撑宽食管横径,当见异物一端离开食管壁时,伸入异物钳小心夹住异物前端,将其轻轻拔出。操作时动作要轻柔,两镜前端与异物距离应相当以减轻操作难度,退镜时两镜同时退出,以保持两镜互不干扰。

电子内镜下取异物一般情况下不需全麻,但若患者咽反射明显不能耐受内镜检查,或食管异物刺入食管壁较深,或靠近大血管处,需于全麻下行内镜取异物术,必要时可在手术室内操作,一旦需急诊手术者,可立即手术治疗,以免延误患者的治疗。

3.各种导管　若异物与食管壁有一定的空隙,可使用自制的食管气囊或 Foley 导尿管将异物取出。导管可通过异物与食管壁的缝隙,注气后向外拉导管,光滑的异物可随气囊从口中吐出,此法安全、有效、操作方便,可重复使用。有时可拨正异物的长轴,使其可滑入胃腔。异物的形状、阻塞时间和食管疾病史可影响其疗效。也有使用双腔导尿管和三腔二囊管取食管异物的报道。

4.激光　解放军总医院采用激光治疗食管异物获得了成功。使用钛激光分别照射食管内鸡骨及鱼刺,可使鸡骨炭化或鱼刺汽化脱落。这表明高功率激光照射汽化非金属异物疗效确切、安全,不会损伤食管。

5.手术　大部分食管异物可经内镜取出或经胃肠道排出,仅少数病例因合并胸食管损伤或感染、出血需开胸手术治疗。以往手术死亡率高达 40%,随着手术方式的改进,现死亡率已大大下降。手术的适应证为:①异物固定不能移动而内镜无法取出。②异物停留于食管第2～第3狭窄处并刺伤食管壁,且随主动脉搏动而搏动。③巨大义齿等难以经内镜取出。④食管上段异物导致食管周围脓肿或颈部化脓感染者。⑤异物已穿破食管进入纵隔,或已并发纵隔感染或脓肿者。⑥异物穿破食管造成气胸、皮下气肿者。治疗原则是消除异物等污染源,有效引流,应用抗生素,营养支持。

常见的手术方式有:

(1)食管切开术:凡食管异物无穿孔;或颈段食管合并穿孔延迟治疗者,均属适应证。术中注意勿损伤喉返神经。若异物在颈段食管,取左颈前斜切口暴露食管;异物在胸段食管,取右胸入路。选择在异物下方的健康食管壁切开,取出异物,连续缝合食管黏膜及肌层。如手术在胸部进行,须将预先做好的带蒂胸膜瓣覆盖缝线,胃肠减压,术后静脉高营养。

(2)胸食管全切除颈部食管胃吻合术:如果食管穿孔早期修补不成功,应选择食管切除疗法。适应证为:食管异物穿孔通连胸腔,食管损伤和炎症水肿严重,而全身中毒症状轻。取左胸入路,探查食管,确定异物部位,游离胃至幽门水平,于贲门处切断,缝合胃,游离全胸食管,胸颈部水平切断,食管连同异物一起移除,胸腔引流,作左颈前斜切口,显露颈段食管,行食管-胃吻合术。

(3)纵隔引流术:适应证为:食管异物在内镜直视下已取出,食管穿孔后患者全身中毒症状严重,造影显示造影剂外溢,纵隔间隙内呈局限性积气、积液征,不通连胸膜腔。在下食管端切开纵隔胸膜约3cm,用手指沿食管左或右侧壁,向上做钝性分离,达积气、积液间隙,将导尿管插入,以0.5%甲硝唑液冲洗,上端达脓腔内,下端与胸腔引流管的胸壁另一开口一同引出。术后抗感染,胃肠减压,静脉高营养。

昌盛通过对84例异物性胸食管损伤患者的病变程度进行分级,制定出相应的治疗方法。把病变共分为四级:其中食管非穿透性损伤为Ⅰ级,食管穿透性损伤伴食管周围炎或纵隔炎为Ⅱ级,食管穿透性损伤并发严重纵隔和胸内感染为Ⅲ级,食管穿孔炎症累及大血管为Ⅳ级。对Ⅰ级患者行经胸食管切开异物取出;对Ⅱ、Ⅲ级患者行食管修补,食管部分切除,纵隔引流,瘘口修补;对Ⅳ级患者行大动脉置换。结果显示:Ⅰ级和Ⅱ级患者57例均治愈,Ⅲ级17例患者中1例死亡,Ⅳ级10例患者中9例死亡。由此可见手术是治疗异物性胸食管穿孔的有效手段,降低病死率的关键是预防食管—主动脉瘘的发生。

第六节　食管癌

食管恶性肿瘤中食管癌占绝大多数,其次是发生率较低的食管肉瘤和癌肉瘤,其他如食管恶性黑色素瘤,食管恶性淋巴瘤,食管类癌等发生率极低,系罕见疾病。

一、流行病学

本病在世界各地的发病率差别很大,显示出独特的地理分布差异,以非洲肯尼亚最高,日本、印度和中国的发病率也较高,西方国家则较低。在中国以河南、河北、山西三省交界的太行山地区发病率最高,如河南林县发病率高达 310/10 万人口;四川盆地西北部的盐亭,南部三县交界地区及苏北地区,鄂皖交界的大别山区,闽粤交界地区,新疆哈萨克族聚居地区等处,均有相对集中的食管癌高发区,这些地区食管癌的平均死亡率超过 100/10 万人口。移民流行病学还发现食管癌的发生有一定的民族差异,美国黑人比白人食管癌发病率高,旅居新加坡的中国人发病率明显高于当地人。食管癌多见于 40 岁以上的男性,60～70 岁最多见,70 岁以后发病率逐渐降低;男性多于女性,男女发病比率为(1.6～2)∶1,高发地区患病年龄偏低,男女比例相同。

二、病因

食管癌的确切病因目前尚不完全清楚,通过多年的观察、研究,认为可能与人们的居住环境、饮食习惯、生活方式等因素有关,是多种因素综合作用的结果。

1.饮食因素　国内外的研究表明,长期进食粗糙、质硬、辣椒、蒜、醋等刺激性食物,进食时过快、过烫,饮用浓茶、烈酒,吸烟等,可能和食管癌的发生有关。膳食中缺乏动物蛋白质、脂肪、新鲜蔬菜、水果等,或者营养不均衡,维生素 A、维生素 C、维生素 E、核黄素、烟酸摄入不足亦与食管癌的发生有关,世界食管癌高发区大都在土地贫瘠、营养较差的贫困地区。

2.食管慢性炎症　某些食管病变,如食管贲门失弛缓症、慢性食管炎、食管良性狭窄、食管白斑病、食管憩室、食管裂孔疝等的食管癌发病率较高,食管黏膜遭受长期刺激与损害,这些损害将引起食管上皮的增生,因此大多数学者将这些病变视为癌前状态,主张积极治疗,定期随访。

3.亚硝酸胺及霉菌作用　亚硝酸胺是已公认的一种化学致癌物,其前体包括硝酸盐、亚硝酸盐,据调查二级或三级亚硝酸胺及其前体普遍存在于食管癌高发区人民的食物或饮用水中,这些前体物质在胃内酸性条件下,合成亚硝基化合物,成为体内亚硝胺的主要来源,特别是在维生素 C 摄入不足的情况下。在食管癌高发区,当地居民喜食腌制食物,如酸菜、萝卜干、虾酱、薯干、玉米面等,已检出酸菜等霉变食物中含有苯并芘、多环芳香烃等,均已证实为致癌物,能使染色体畸变,使大鼠食管乳头状瘤变和癌变。食物中的真菌如串珠镰刀菌、交链孢属等,可使黄曲霉素和亚硝酸胺产生增多是另一个危险因素,近年来研究显示这些霉菌产生的镰刀霉素、交链孢酚单甲醚等霉素,均能使大鼠食管上皮细胞癌变,并能诱发胚食管鳞状细胞癌。

4.微量元素 我国有资料说明食管癌高发区水土中的钼、硒、锌、镁、钴等元素含量可能与食管癌的发病有关。调查证明食管癌高发区土壤缺钼,钼是硝酸盐还原酶的结构成分,缺钼时植物中硝酸盐积聚,可增加食物中的亚硝酸胺前体。另据食管癌高发区居民头发硒含量调查发现,硒能催化致癌物代谢,从而有抑癌作用,硒缺乏可能系食管癌发病的条件之一。还有研究发现缺锌引起食管上皮角化,可增加亚硝酸胺致癌的发生率。

5.遗传因素 据统计在食管癌高发区,本病有阳性家族史者达27%～61%,这种家族聚集现象除上述环境饮食因素外,遗传易感性问题已引起重视。研究发现患者家族成员的外周血淋巴细胞染色体畸变率较高,认为可能是决定食管癌易感性的遗传因素。调查还发现河南林县高发区的居民迁至他县后食管癌发病率与死亡率仍保持较高水平,这些现象说明遗传因素在食管癌的发病中占有一定地位。

6.癌基因研究 深入研究表明,环境和遗传等多种因素引起食管癌的发生主要涉及分子水平的癌基因激活和抗癌基因失活等多种机制。遗传因素作用使正常食管上皮细胞在出生前即发生 Rb、P53 等抗癌基因的杂合丢失,出生后,由行为、环境等因素使抗癌基因的另一等位基因失去功能,同时使细胞中的原癌基因 H-ras、C-myc、EGFr、hsl-1、Inl-2 等激活,最终导致正常食管上皮细胞发生癌变。食管的基因研究还发现,癌基因的激活途径有基因扩增、重排、易位、缺失、插入、突变等,抗癌基因的灭活主要通过丢失、重排或突变等。许多研究都显示和证实人食管癌组织及癌旁组织中含有 H-ras、C-myc 和 EGFr 等基因的高表达和扩增,研究基因与食管癌发生的密切关系,发现抗癌基因 P53 和 Rb 的丢失在食管癌发展过程中起关键作用。

7.人类乳头状病毒 有关该病毒与食管癌的关系,目前研究尚少,有一些相互矛盾的报告,比较明确的认识是食管上皮增生与乳头状病毒感染有关,而食管上皮增生则与食管癌有一定关系。部分研究显示食管癌患者的食管上皮细胞内检测到乳头状病毒,然而确切的关系有待进一步研究探讨。

三、病理

组织发生学研究发现,食管黏膜上皮在各种致癌因素的长期作用下,首先引起食管黏膜的慢性炎症和上皮增生。增生的上皮细胞发生异常增生,进而发展成为原位癌,食管癌高发区居民食管上皮增生的发生率高。因此目前多数学者认为食管上皮增生特别是不典型增生为食管癌癌前病变,应列为重点防治对象。

据统计食管癌 50%以上发生在食管中段,约 30%在下段,食管上段发生率最低,约为 20%左右,部分食管下段癌由胃贲门癌延伸所致,在中晚期常和食管下段原发癌在临床上不易区别,故又称为食管贲门癌。

1.病理形态　早期食管癌一般根据内镜或手术切除标本的所见分为以下4型。

(1)隐伏型:是食管癌的最早期发现,无隆起或凹陷,仅见食管局部光泽较差,稍呈潮红或伴细颗粒状,镜下为原位癌。本型多经脱落细胞学普查发现,内镜检查中易被遗漏。

(2)糜烂型:内镜黏膜有局部糜烂,或略凹陷,边缘清楚,呈不规则地图样,糜烂面红色有细颗粒状,镜下为黏膜内癌伴微小浸润癌。

(3)斑块型:黏膜有色泽灰白的局部隆起,呈扁平状,边界清楚,有时伴有糜烂或食管黏膜纵行皱襞中断,镜下见肿瘤侵及黏膜肌层或下层。多数为早期浸润癌。

(4)乳头型:又称隆起型,病变呈结节、乳头或息肉状突入管腔,有蒂,可宽可窄,边界清楚,表面伴糜烂或渗出,肿瘤直径约 1~3cm,此型较少见,镜下部分呈早期浸润癌。

中晚期食管癌的病理形态通常也分为 4 型:

(1)髓质型:癌肿呈坡状隆起,侵及食管壁各层及其周围组织,受累食管壁不对称性增厚,切面呈灰白如脑髓,常伴有深浅不一的溃疡,临床上本型多见,恶性程度最高。

(2)蕈伞型:癌肿呈圆形或椭圆形隆起向食管腔内生长,边缘外翻如蕈伞状,表面常有溃疡,属高分化癌,预后较好。

(3)溃疡型:表现为较深的溃疡,边缘稍隆起,溃疡表面有渗出和污秽苔附着,多不引起食管梗阻,但易发生穿孔和出血。

(4)缩窄型:癌肿呈环形生长、质硬,涉及食管全周,引起食管梗阻,缩窄上段食管明显扩张,切面富含结缔组织,本型较少见。

此外尚有少数病例的病理形态不能明确分型,称为未定型。

2.组织学分类　食管癌中95％以上为鳞状细胞癌,少数为起源于食管腺体或异位胃黏膜的腺癌,有时鳞状细胞癌与腺癌发生在同一病灶中,为腺癌鳞化而称为腺棘癌,极少数为恶性程度高、进展快的食管未分化小细胞癌。在我们临床工作中偶而还可遇到食管基底细胞样鳞状细胞癌,其主要成分为细胞核大、浆少的基底细胞样癌组织,伴有鳞状细胞成分,癌巢内基质玻璃样变,中央部分呈粉刺状坏死,恶性程度极高。

3.扩散和转移　早中期食管癌主要为壁内扩散,当癌细胞至黏膜下层淋巴管后,可沿食管固有膜或黏膜下层淋巴管纵行向上下扩散,向上扩散的距离远比向下为大。因食管无浆膜层,容易直接侵犯其邻近器官,上段食管癌可侵犯喉、气管等颈部器官,中段食管癌常累及支气管、肺门、奇静脉、胸导管和胸主动脉等处。下段食管癌可浸润至肺下静脉、心包、膈肌和贲门。食管癌主要通过淋巴管转移,上段食管癌经淋巴管转移至锁骨下动脉旁、气管旁、颈深及锁骨上淋巴结等。中下段食管癌则主要转移到食管旁、肺门、气管分叉下、心包旁、贲门旁淋巴结等处。无论上、中、下段食管癌也均可逆行转移至腹腔淋巴结。晚期可通过血行转移至肺、肝、肾、骨、肾上腺、脑、脊柱等处,食管内部种植转移较少见。

4.TNM分期　最新的第7版食管癌TNM分期(表1-1、表1-2)有以下特点:①食管腺癌和鳞癌有不同的分期,但T、N、M的各自定义与鳞癌相同,仅是它们的组合有异。②肿瘤细胞的分化程度($G_{1\sim3}$:高分化、中分化及差分化)影响Ⅰ、Ⅱ期腺癌和鳞癌的分期,例如在鳞癌中,同样为$T_1N_0M_0$,G_1为ⅠA期,$G_{2\sim3}$则为ⅠB期。这和大多数上皮来源的肿瘤不同。③在T分期中,原位癌(Tis)定义为重度不典型增生,T_1分为T_{1a}(侵犯黏膜层)和T_{1b}(侵犯黏膜下层),T_4分为T_{4a}(侵犯心包、胸膜或膈肌)和T_{4b}(侵犯其他邻近器官,如主动脉、椎体、气管)。④N分期的修订最明显,按淋巴结转移数目分为$N_{0\sim3}$,锁骨上淋巴结和腹腔干淋巴转移属于远处转移。⑤M分期取消了M_{1a}与M_{1b},合并为M_1。⑥肿瘤的部位影响Ⅰ、Ⅱ期食管鳞癌分期,但腺癌则否。例如,同样为$T_{2\sim3}N_0M_0$、G_1,肿瘤位于食管胸下段的鳞癌为ⅠB期,胸中上段则为ⅡA期。但国内有学者认为,根据淋巴结转移区域来划分N分级能更准确地反映预后,而且TNM分期中将锁骨上、腹腔干淋巴结转移和实质性脏器转移都划分为M_1,而临床上前者接受放疗或手术的预后要优于后者,因此尚需更多的研究来评估新版TNM分期是否适用于我国患者。

表 1-1　食管鳞癌 TNM 分期[#]

分期	T	N	M	G	肿瘤部位	T、N、M 的简明定义
0	Tis	N_0	M_0	G_1	任何部位	T_{1a}:侵犯黏膜固有层或黏膜肌层
ⅠA	T_1	N_0	M_0	G_1	任何部位	T_{1b}:侵犯黏膜下层
ⅠB	T_1	N_0	M_0	$G_{2\sim3}$	任何部位	T_2:侵犯固有肌层
	$T_{2\sim3}$	N_0	M_0	G_1	下段	T_3:侵犯纤维膜
ⅡA	$T_{2\sim3}$	N_0	M_0	G_1	中、上段	T_4:侵犯邻近器官
	$T_{2\sim3}$	N_0	M_0	$G_{2\sim3}$	下段	T_{4a}:侵犯胸膜、心包或膈肌,可切除
ⅡB	$T_{2\sim3}$	N_0	M_0	$G_{2\sim3}$	中、上段	T_{4b}:侵犯邻近组织,如主动脉、椎体、气管等,不可切除
	$T_{1\sim2}$	N_1	M_0	任何 G	任何部位	N_1:1~2 枚淋巴结转移
ⅢA	$T_{1\sim2}$	N_2	M_0	任何 G	任何部位	N_2:3~6 枚淋巴结转移
	T_3	N_1	M_0	任何 G	任何部位	N_3:≥7 枚淋巴结转移
	T_{4a}	N_0	M_0	任何 G	任何部位	
ⅢB	T_3	N_2	M_0	任何 G	任何部位	
ⅢC	T_{4a}	$N_{1\sim2}$	M_0	任何 G	任何部位	
	T_{4b}	任何 N	M_0	任何 G	任何部位	
	任何 T	N_3	M_0	任何 G	任何部位	
Ⅳ	任何 T	任何 N	M_1	任何 G	任何部位	

注:# 包括其他非腺癌类型。

表 1-2　食管腺癌 TNM 分期[#]

期别	T	N	M	G
0	Tis	N_0	M_0	G_1
ⅠA	T_1	N_0	M_0	$G_{1\sim2}$
ⅠB	T_1	N_0	M_0	G_3
	T_2	N_0	M_0	$G_{1\sim2}$
ⅡA	T_2	N_0	M_0	G_3
ⅢB	T_3	N_0	M_0	任何 G
	$T_{1\sim2}$	N_1	M_0	任何 G

续表

期别	T	N	M	G
ⅢA	$T_{1\sim2}$	N_2	M_0	任何 G
	T_3	N_1	M_0	任何 G
	T_{4a}	N_0	M_0	任何 G
ⅢB	T_3	N_2	M_0	任何 G
ⅢC	T_{4a}	$N_{1\sim2}$	M_0	任何 G
	T_{4b}	任何 N	M_0	任何 G
	任何 T	N_3	M_0	任何 G
Ⅳ	任何 T	任何 N	M_1	任何 G

注:♯T、N、M 各自的定义与食管鳞癌相同,但在各期别中的组成不同。

四、临床表现

1.早期症状 早期食管癌患者的主要症状为胸骨后不适,烧灼感或疼痛,食物通过时局部有异物感或摩擦感,有时吞咽食物在某部分有停滞感或轻度梗阻感,这些症状以进食干硬、粗糙或刺激性食物时明显。下段食管癌可出现剑突下或上腹部不适,呃逆和嗳气等。早期症状通常比较轻微和短暂,时轻时重,时有时无,其间歇时间长短不一,有时药物治疗有明显效果,可持续1~2年甚至更长,部分患者早期无症状。

2.中晚期症状

(1)吞咽困难:该症状是食管癌的特征性症状,起初症状较轻,呈间歇性,随着病变的发展,咽下困难呈持续性和进行性加重,先是固体食物,而后发展为半流质饮食,甚至是水,过程一般在半年左右。多数患者可明确指出咽下困难的部位,往往和梗阻所在位置一致,对判断食管癌的部位有一定价值。咽下困难的程度与病理类型有关,缩窄型和髓质型较为明显,其他类型较轻。

(2)食物反流:由于食管癌的浸润使狭窄近段食管发生扩张,食物及分泌物潴留,常出现食物反流和呕吐症状,反流和呕吐物包括食物、黏液、血液和脱落的坏死组织等,带有腐臭味,这些潴留物误吸入气道可造成吸入性肺炎甚至窒息。

(3)疼痛:表现为咽下疼痛,胸骨后或肩背等区域间歇性或持续性钝痛,灼痛甚至撕裂痛,常提示食管癌已外侵,系食管周围炎、癌性深溃疡、脊柱转移等原因所致。下胸段或贲门部肿瘤引起的疼痛可以发生在上腹部。

（4）出血：食管癌侵及血管可出现呕血和黑便，以溃疡型多见，肿瘤外侵至胸主动脉可造成致死性大出血。

（5）其他：肿瘤侵犯引起声音嘶哑、纵隔炎、纵隔脓肿、肺炎、肺脓肿、气管食管瘘、心包炎等。全身广泛转移者出现黄疸、腹水、昏迷、呼吸困难、骨折等症状，终末期常因食管梗阻、滴水难进，出现消瘦、脱水、衰竭、恶病质等。

五、实验室检查

1.食管脱落细胞学检查　吞入带有乳胶气囊与网套的塑料管，充气后缓慢拉出，对套网上的擦刮物作涂片检查。该方法简单易行，阳性率可达90％以上，是食管癌高发区进行普查和随访的主要手段之一。严重狭窄的患者，因气囊、网套无法通过狭窄部，检查阳性率降低。对心肺功能不全，食管静脉曲张和全身衰竭者应禁用此法检查。目前随着胃镜检查的普及应用，此法已基本不用。

2.食管 X 线检查　食管气钡双重对比造影用于观察食管黏膜形态、食管壁的蠕动张力及充盈缺损、梗阻等。早期患者食管癌 X 线阳性者仅占1/2，可见食管局部黏膜增粗、中断和小龛影。肿瘤浸润到肌层时可见食管壁局部僵硬，不能扩张和蠕动异常。中晚期食管癌见病变处不规则狭窄，黏膜皱襞明显破坏或充盈缺损，溃疡龛影，其近段食管有轻、中度扩张和钡剂潴留，蠕动消失。

3.CT 检查　可显示病变处食管不规则增厚、管腔狭窄等，了解食管与邻近器官的关系，明确肿瘤是否外侵以及外侵的范围，对确定放疗靶区、制订手术方案具有指导意义。但 CT 扫描不能发现早期食管癌，无法鉴别良、恶性。

4.核磁共振检查　能作各种方向、层面成像，用以判断食管肿瘤的部位、大小及与纵隔器官的关系，比 CT 更清楚地显示食管肿瘤解剖学位置、大小，对制订治疗方案具有一定的参考价值。但是研究发现，MRI 扫描估计食管瘤外侵程度欠准确，不能判定淋巴结是否转移和食管肿瘤的良、恶性。

5.正电子发射型计算机断层显像（PET）检查　随着 PET 检查在肿瘤性病变的诊断、治疗及随访中的应用越来越广泛，使食管肿瘤原发灶及其远处转移灶的检测率大大提高，且可以发现隐匿型淋巴结及远处组织的转移，为术前分期提供更准确的参考信息。PET 检查是功能性显像，图像不受解剖改变的影响，且能根据肿瘤组织代谢变化来评价其对放化疗的敏感程度，其诊断敏感性和准确性均优于 CT 检查，尤其是对术后复发病灶的诊断方面优势更明显，且能指导治疗方案选择，评估预后情况。然而，PET 图像结构对比度差，不能提供准确的解剖位置，对病灶的定位能力不及 CT 检查。随着与 CT 融合技术的出现，弥补了 PET 的这一缺点。

根据 PET-CT 融合图像,制定靶区放疗计划,可以更有效地保护周围正常组织。

6.内镜检查　直接观察病灶,明确病灶部位大小、色泽,与正常组织的关系。直观地了解食管壁的僵硬程度、扩张、狭窄和蠕动情况,内镜下对病灶做刷检或活组织检查可获得确诊,帮助大体分型,是食管癌早期诊断的最重要手段。适合于早期症状或症状轻微的疑诊患者,X 线检查、恶性不能鉴别者,也适合于脱落细胞检查阳性者和接受各种治疗后的疗效观察和随访。有严重心肺疾患、全身衰竭和脊柱严重畸形者,不能行内镜检查。但常规胃镜通常无法了解癌肿的浸润深度和食管壁外情况。近年来放大内镜、色素内镜、窄谱内镜和共聚焦内镜的临床应用大大提高了我们对早期食管的诊断和鉴别能力。

7.超声内镜检查　近年来超声内镜检查术对食管癌的诊断、治疗和预后的判断具有重要的价值,该方法能精确判定食管癌的壁内外浸润深度,显示食管旁异常肿大的淋巴结,明确肿瘤病灶与周围器官间的相互关系,必要时可行诊断性穿刺帮助确诊。但对食管严重狭窄者,超声内镜无法通过狭窄部,而使判断病灶范围的作用受到限制。但近年来广泛应用的超声微探头能够通过内镜的活检腔道和食管癌肿的狭窄部进行扫描诊断,在超声内镜下癌肿表现为不规则的低回声团块,内部回声不均匀,正常食管壁被破坏、增厚,管壁层次结构消失;可以了解病灶在食管旁的浸润情况,包括是否累及气管和主动脉等,是目前食管癌 TNM 分期最好的方法,特别是在 TN 方面。此外,腹部 B 超检查能发现后腹膜转移淋巴结、肝转移等,有助于判断病期和指导手术方式。

六、诊断和鉴别诊断

提高食管癌的治疗效果,最重要的是早期发现、早期诊断。凡年龄在 40 岁以上,出现与进食有关的胸骨后不适、疼痛和咽下困难者,均应及时做有关检查,以明确诊断。临床实践表明,根据患者症状、体征,结合食管吞钡造影、脱落细胞学和内镜、放大内镜、色素内镜、窄谱内镜、共聚焦内镜和超声内镜等检查,以及组织学活检等,通常均能作出诊断,同时可与下列疾病相鉴别。

1.食管贲门失弛缓症　该病可能为迷走神经、食管下段肌神经丛退行性病变或对胃泌素作用过分敏感等引起的食管蠕动减弱和食管下端括约肌失弛缓。临床表现为咽下困难和食管反流,通常症状呈间歇性,病程较长,与精神因素有关,无进行性营养不良。X 线造影检查见食管下端扩张更明显,贲门梗阻呈梭状或鸟嘴状,边缘光滑。内镜见食管下端扩张,贲门口痉挛狭窄,黏膜呈放射状整齐分布,有时见黏膜充血、糜烂,活组织检查阴性,吸入或口服硝酸甘油类、心痛定等能缓解症状。

2.反流性食管炎　因食管下端括约肌功能异常,胃十二指肠内容物反流入食管而引起的食管黏膜慢性炎症,临床表现为胸骨下端疼痛、烧灼感、食物反流和轻度咽下困难。一般病程较长,症状反复发作,营养状况影响少,内镜检查见黏膜充血、水肿、糜烂或溃疡,无肿瘤依据。

3.食管良性狭窄　由长期反复发作的反流性食管炎,食管腐蚀伤后瘢痕形成,食管外伤和食管胃手术后等引起。临床表现为不同程度的吞咽困难,通常病程长、变化少,X线吞钡造影检查可见管腔狭窄,但边缘整齐,无充盈缺损,内镜检查可帮助排除食管癌。

4.食管结核　多因食管周围的纵隔、淋巴结结核浸润至食管壁所致,临床表现为咽下困难和结核中毒症状。X线见病变部位有溃疡和充盈缺损,黏膜破坏和管壁僵硬不如肿瘤明显。脱落细胞和活检不能发现癌细胞。通常发病年龄小于食管癌,抗结核治疗有效,则有助于鉴别。

5.食管良性肿瘤　主要包括食管平滑肌瘤、食管息肉、食管囊肿、食管血管瘤、脂肪瘤、神经纤维瘤等。一般病程较长,临床症状较轻微,病灶的体积和临床症状不平行,无全身消耗症状。X线检查显示黏膜光整,病灶边缘整齐,界限清楚,管壁无僵硬,蠕动正常,内镜检查结合活组织检查可诊断。

6.食管外压性改变　食管周围器官的某些疾病如血管先天性异常、主动脉瘤、胸内甲状腺、纵隔原发或转移性肿瘤等,均可压迫造成食管狭窄,临床出现吞咽困难等症状而误诊为食管癌。因食管壁本身结构功能均良好,故可通过X线和内镜检查与食管癌进行鉴别。超声内镜是目前用于鉴别食管外压性病变的最佳方法。

7.其他　还应与一些全身性疾病如糖尿病、皮肌炎、硬皮病、系统性硬化和强直性肌营养不良等导致的咽下困难进行鉴别。也须和癔症引起的"咽下困难"区别。这些疾病主要影响的是食管壁的收缩、扩张和蠕动功能,食管腔无明显改变,因此,一般都能够通过病史、X线和内镜检查加以区别。

七、治疗

根据食管癌的病变部位、病变长度、病变范围等的不同,可选择外科治疗、放射治疗、化学药物治疗和内镜治疗等方法。多年来通过对各种不同治疗方法的研究探讨,针对目前临床绝大多数患者仍为中晚期病例的现状,现多主张采用多种方式联合应用的综合疗法。

1.外科治疗　目前外科手术切除仍是治疗食管癌的主要方法,对控制局部病灶效果最佳。近年来随着外科手术经验不断积累和总结探索、吻合技术的改进、吻合器的应用、进胸方式的合理选择、监护设备等的更新和提高,我国食管外科手术水平有了长足的发展,处于国际领先水平。手术切除率由 20 世纪五六十年代的 60%～70%上升到 80%～90%,手术死亡率从 15%～25%下降到 2%～3%。术后 5 年生存率达到 25%～30%。在食管癌高发区 5 年生存率达 44%,Ⅰ期食管癌的 5 年生存率达 90%以上,与此同时各类并发症,特别是吻合口瘘的发生率不断下降。按 TNM 分期的 0～Ⅱb 和部分Ⅲ期患者均适合行食管癌根治手术,对有明显外侵和远处转移的患者,也应尽可能地进行姑息性切除,消除其局部症状。晚近对于那些放疗后复发、食管癌切缘残留等,也主张再次手术并收到良好的效果。影响食管癌外科治疗效果的因素很多,患者的年龄、心肺功能和营养状况等会影响手术的施行。上段食管癌手术创伤大、难度高,应严格掌握指征。肿瘤长度在 7cm 以上者切除率将明显下降;食管癌的外侵程度和淋巴结转移状况都将影响手术结果。因此食管癌手术应作好充分术前准备,选择合理的手术途径和方式。

2.**放射治疗**　单纯放射治疗和外科治疗总的生存率无明显的差异。与外科手术相比,放射治疗损伤小,适应证广,是治疗食管癌的重要手段之一。根据肿瘤的部位、病变范围、食管梗阻程度和全身状况选择治疗方案,通常分为根治性和姑息性放疗两大类。早期食管癌放射治疗和手术治疗效果相仿。凡全身状况中等、食管未完全梗阻、胸段食管癌无远处转移、无气管侵犯、无穿孔出血者和病灶≤7cm 者,均可进行根治性放射治疗。目前食管癌放射治疗病例大多为估计无法手术切除,有手术禁忌证或拒绝手术者。部分病例是旨在缓解食管梗阻、减轻疼痛、改善生活质量、延长生命的姑息性放疗。但对有恶病质、食管穿孔、食管气管瘘、纵隔炎、纵隔脓肿及大出血的病例,应禁忌放射治疗。现常用的为 4～8MVX 线,电子直线加速器的应用增加了放射治疗的效果,照射范围必须包括病变部位和可能存在的亚临床病灶及区域淋巴结,应给予足够的杀灭剂量和注意保护正常组织。通过 CT 和超声内镜检查有助于制订准确有效的治疗方案,即照射剂量和照射范围,防止放射性食管炎、气管炎、食管穿孔、食管气管瘘和大出血等并发症的发生。食管癌的部位、病变长度,有无外侵和淋巴结转移及放射剂量等,是影响疗效的主要因素。为弥补腔内癌灶放射剂量不足,近年来食管腔内近距离放疗得到发展,提高了局部控制率,合用加温和干扰素等免疫增强剂能提高放射治疗的疗效。

3.**化学治疗**　外科手术和放射治疗仍是目前治疗食管癌的主要方法,但是多数病例在确诊时都已进入中晚期,无法进行根治性手术或放疗。近年来国内外研究表明辅助性的化疗能明显增加中晚期患者的癌肿切除率和延长生存期。因此目前化疗不仅用于治疗晚期食管癌,还广泛地用于手术和放疗患者,成为食管癌综合治疗不可缺少的一部分。单药化疗有效率较低,约为15%～41%,联合化疗总有效率为34%～76%。随着新药的不断出现和合理的联合运用,对一些中晚期患者确有一定的治疗作用,但目前其疗效仍属于短期缓解,需要多疗程的治疗。

4.综合治疗　手术切除对于控制局部病灶十分有效。有外侵者难以切除,亦无法切除周围可能存在的亚临床病灶,而放疗则可作较大范围的照射,杀灭亚临床病灶,使不能切除的病灶转化为可切除的病灶,受到照射的癌细胞即使在手术中脱落或挤压入血液,亦难以存活。然而单独放疗,则因部分肿瘤细胞不敏感,瘤体不匀质等原因,常不能达到根治的目的。化疗能够使肿瘤体积缩小,提高手术切除率,对远处转移病灶具有一定的疗效。因此以手术为主的多种方式综合应用已成为治疗食管癌的方向,综合治疗的目的是将放疗、化疗和手术治疗的优点结合起来,提高切除率,减少残留和复燃,从而提高生存率。目前放射治疗和手术治疗联合运用的方法在临床上较为常见。多数学者对术前放疗持肯定态度,认为术前放疗能够提高手术切除率,延长生存期。对姑息性切除的肿瘤有残留,术后病理报告食管切片呈阳性,手术切除范围过于狭小,临床估计有亚临床病灶残留者,则主张进行术后放疗或化疗,但其临床价值有待进一步研究。关于化学治疗与手术治疗联合应用的研究,目前国内外报道尚无,所谓先辅以化疗,随后进行手术和放射治疗的新辅助化疗法,有报道能够明显增加手术切除率,延长生存期,具有一定的应用前景。值得指出的是放射治疗与化学治疗联合应用使其近期不良反应,如食管炎、胃炎和血液学改变较单独应用时增多,其发生与剂量疗程有关。

5.内镜治疗　食管癌的治疗主要是外科治疗、放射治疗和化学治疗以及渐成共识的综合治疗。近年来,随着内镜介入治疗学的广泛开展,内镜治疗已成为中晚期食管癌姑息性治疗的主要手段之一,具有操作简便、痛苦小,适应证广泛,并发症少和近期疗效明显等优点。部分技术如EMR、ESD等还用于早期食管癌的根治。

(1)食管癌的激光治疗:激光具有热效应、压力效应、光效应和电磁场效应,利用这些效应可以使组织离化、炭化和气化。目前临床应用的高能激光主要有CO_2激光、Ar离子激光、Nd:YAG激光和Rt:YAG激光。通过单极的石英光导纤维,从内镜的活检通道进入消化道管腔进行治疗,可用于中晚期食管癌所致的局部出血的止血治疗,缓解吞咽困难,解除管腔梗阻,能够获得良好的近期效果,达到改善患者生存质量,延长生命的目的。国内外也有报道利用激光光凝破坏术来治疗早期食管癌取得较好的效果,其安全性较剥离活检术佳,但复发率较后者高,推广使用有待进一步商榷。治疗早期食管癌前,应常规术前超声内镜检查,明确病变深度。目前该法主要适用于高龄、不能手术或拒绝手术者。激光治疗可发生胸痛、大出血和穿孔等并发症。目前国内外利用光化学治疗的方法来减少并发症,通过光敏反应使癌组织坏死,对正常组织无损伤作用,主要有金蒸气激光,铜蒸气激光,Ar 离子激光,汞染料激光,大大提高了安全性。

(2)食管癌的高频电治疗:高频电的原理为将电能转换为热能,利用其热效应使组织蛋白变性凝固、坏死,国内外已广泛应用。利用圈套器和热活检钳治疗食管癌癌前病变、出血和梗阻等。

(3)食管癌的微波治疗:微波是一种高频的电磁波,治疗肿瘤的机制主要是其热效应,使组织凝固坏死。据研究微波的加热效果在肿瘤组织中较正常组织中明显增强,经内镜活检腔道插入微波发生器的无线探头,用点灼法和熨烙法治疗中晚期食管癌的出血和梗阻症状。也有少量报道利用微波探头治疗早期食管癌收到很好效果。

(4)食管癌的冷冻治疗:冷冻治疗肿瘤的机制主要为低温损伤细胞,使癌细胞脱水、浓缩、蛋白质变性和癌肿供血障碍。利用细长的冷冻探头插入癌区,反复冷冻数分钟,可用于止血和缓解吞咽困难。

(5)食管癌的局部注射治疗:中晚期食管癌患者,失去手术机会,又不能耐受放疗和化疗者,可选择局部注射治疗的方法。该法对癌组织选择性高、局部药物浓度高、全身影响小、适用范围广,而设备简单、经济,对出血和梗阻有较好的近期效果。常用的注射药物有无水酒精、5-Fu、丝裂霉素、阿霉素等。每次注射 3~4 点,每点1~3mL,注意进针深度,以免造成穿孔。

(6)食管癌支架置入术:无手术指征的食管癌性狭窄和食管、胃吻合狭窄是临床治疗学中的难题,由狭窄造成的吞咽困难使患者失去营养支持和治疗机会,甚至衰竭死亡。减轻梗阻治疗的手段除上述各种手段外,主要是内镜下扩张和支架置入术。近年来,随着支架材料和设计的日臻完善,采用放置支架的方法治疗食管癌所引起的狭窄,在临床上已经被广泛地接受。笔者从 1996 年起采用内镜直视下放置支架的方法治疗各种良恶性疾病所致的食管狭窄,收到了良好的效果,而且操作简便、准确,值得推广。支架主要由铁合金或记忆金属合金制成,按其结构分为 Z字型、网状型、编结型和线圈型。有带膜与不带膜两种,带膜支架对食管癌有压迫性治疗作用,同时适于合并食管-气管瘘者,然带膜支架易移位;不带膜支架的主要优点是附着性强,不易移位,但易阻塞和引起食管炎症。

八、预防

食管癌预防的主要目的是降低发病率和死亡率。多年来我国医务工作者对食管癌的基础和临床进行了大量深入的研究,认识了食管癌是由环境、行为因素为主的各种因素长期作用所造成的。在预防和治疗等领域中取得了举世瞩目的成就,在我国许多地区特别是食管癌高发区都建立了防治基地,从病因学预防和发生学预防两方面来实现预防的目的。在消除、避免和减少致癌因素的Ⅰ级预防工作中,采取了防霉、去胺、广施钼肥、改善不良饮食习惯和服用化学预防药物等措施,大大消除和减少了饮用水和食物中的亚硝酸胺、霉菌及其毒素所致的致癌危险,降低了部分地区的食管癌的发病率。食管癌的发生学研究表明食管黏膜发生癌变需要相当长的时间,呈多阶段性。一般由食管上皮的增生、明显增生和异型增生,最后发展成癌。许多癌前状态,如食管黏膜白斑、贲门失弛缓症、食管憩室和慢性食管炎等都易诱发食管黏膜增生。大量的临床实践证明食管癌在出现明显症状和体征之前有一个相当长的发展过程。了解和掌握食管癌前病变过程和食管癌的发展过程,为我们有效地预防和早期发现患者提供了时机。Ⅱ级预防的重点是通过药物干预来逆转食管癌前病变,治疗控制癌前状态,以期降低发病率。许多研究已经揭示抗氧化维生素等具有逆转食管癌前病变的作用。要降低食管癌的死亡率,最关键的是早期发现,早期诊断和早期治疗。实现"三早"的主要措施包括普查,对高危人群进行随访检查和重视早期症状,及时检查患者。我国食管癌高发区的实践表明,切实做好这些工作对降低食管癌的死亡率具有重要意义。目前我国食管癌的发病率和死亡率仍处较高水平,因此食管癌的预防治疗工作是一项长期而艰巨的工作。需要我们继续努力探索,制订一些有效可行的防治方案。

第二章　胃部疾病

第一节　急性胃炎

一、概述

急性胃炎系指由不同原因所致的胃黏膜急性炎症和损伤。临床上按病因及病理变化的不同,分为急性单纯性胃炎、急性糜烂性胃炎、急性腐蚀性胃炎、急性化脓性胃炎,其中临床上以急性单纯性胃炎最为常见。常见的病因有乙醇、药物、应激、感染,十二指肠液反流,胃黏膜缺血、缺氧,食物变质和不良的饮食习惯,腐蚀性化学物质以及放射损伤或机械损伤等。

二、诊断标准

1.临床表现

(1)症状:常有上腹痛、腹胀、恶心、呕吐和嗳气及食欲缺乏等。如伴胃黏膜糜烂出血,则有呕血和(或)黑便,大量出血可引起出血性休克。药物和应激状态所致的胃炎,常以呕血或黑便为首发症状。细菌感染患者可出现腹泻等。腐蚀性胃炎可吐出血性黏液,严重者可发生食管或胃穿孔,引起胸膜炎或弥漫性腹膜炎。化脓性胃炎起病常较急,有上腹剧痛、恶心、呕吐、寒战和高热,血压可下降,出现中毒性休克。也有部分患者仅有胃镜下所见,而无任何症状。

(2)体征:上腹部压痛是常见体征,尤其多见于严重疾病引起的急性胃炎出血者。腐蚀性胃炎因口腔黏膜、食管黏膜和胃黏膜都有损害,口腔、咽喉黏膜充血、水肿和糜烂。化脓性胃炎有时体检则酷似急腹症。

2.辅助检查

(1)胃镜检查:急性糜烂出血性胃炎的确诊有赖于急诊胃镜检查,一般应在出血后24～48h内进行,可见到以多发性糜烂、浅表溃疡和出血灶为特征的急性胃黏膜病损。食物中毒患者宜于呕吐症状有所缓解后再考虑是否需要进行胃镜检查,吞服腐蚀剂者则为胃镜检查禁忌。

（2）护理配合：检查前核对病人信息无误后，将病人安置于操作床上，双下肢屈屈，口内含牙垫做好解释工作，让患者放松，做好配合，安装好内镜，检查送气送水，内镜检查时安抚病人，发现异常病变，协助医生取病理活检，放于福尔马林溶液内固定，并标记清晰，与医生核对无误后发给患者，同时再次核对无误后双签字送检。检查完毕，整理用物，将污染内镜放于污染车内送回洗消间。

（3）实验室检查：疑有出血者应做呕吐物或粪便隐血试验、红细胞计数、血红蛋白测定和红细胞压积。感染因素引起者，应做白细胞计数和分类检查，粪便常规和培养。

（4）X线钡餐检查无诊断价值。

3.诊断

（1）病因诊断：急性胃炎应作出病因诊断，药物性急性胃炎最常见的是由非甾体抗炎药（NSAIDs）如酮洛芬、吡罗昔康、消炎痛以及阿司匹林等所致。严重外伤、败血症、呼吸衰竭、低血容量性休克、烧伤、多脏器功能衰竭、中枢神经系统损伤等应激状态时要警惕急性胃黏膜病变的发生。常见的还有乙醇性急性胃炎、急性腐蚀性胃炎等。

（2）鉴别诊断：急性胃炎应与急性阑尾炎、急性胰腺炎、急性胆囊炎相鉴别。

三、治疗

（1）针对病因，去除损害因子，根除 Hp，去除 NSAIDs 或乙醇的诱因。积极治疗原发病。

（2）严重时禁食，逐渐过渡到流质、半流质饮食。

（3）对症和支持疗法，呕吐患者因不能进食，应补液，用葡萄糖及生理盐水维持水、电解质平衡，伴腹泻者注意钾的补充。腹痛者可用阿托品、复方颠茄片或山莨菪碱等解痉药。以恶心、呕吐或上腹胀为主者可选用甲氧氯普胺、多潘立酮或莫沙必利等促动力药。

（4）药物治疗

①抑酸剂：可应用 H_2 受体阻滞剂：雷尼替丁 150mg，每日 2 次；法莫替丁 20mg，每日 2 次；不能口服者可用静脉滴注。

②胃黏膜保护剂和抗酸剂：硫糖铝、胶体铋、铝碳酸镁等，每日 3～4 次口服。

③细菌感染所引起者可根据病情，选用喹诺酮类制剂、氨基糖苷类制剂或头孢菌素。应激性急性胃炎常出现上消化道出血，应抑制胃酸分泌，提高胃内 pH。临床常用法莫替丁 40～80mg/d 或雷尼替丁 300mg/d 静脉滴注，质子泵抑制剂抑酸

效果更强,疗效更显著,如奥美拉唑 40～80mg 静脉注射或静脉滴注,每日 2 次。

(5)并发症的治疗:急性胃炎的并发症包括穿孔、腹膜炎、水电解质紊乱和酸碱失衡等。细菌感染者选用抗生素治疗,因过度呕吐致脱水者及时补充水和电解质,并适时检测血气分析,纠正酸碱失衡。对于穿孔或腹膜炎者,则需要考虑外科治疗。

第二节　慢性胃炎

一、概述

慢性胃炎是不同原因引起的慢性胃黏膜炎性病变。

慢性胃炎的病因尚未完全明了,一般认为与周围环境的有害因素及易感体质有关,物理性、化学性及生物性有害因素长期反复作用于易感人体即可引起本病,病因持续存在或反复即可形成慢性病变。病因归纳如下:急性胃炎的演变;遗传因素;年龄;吸烟;饮酒;食物刺激;胃黏膜氧化状态;药物;缺血性贫血;金属接触;温度;放射;胃内潴留;十二指肠反流;免疫因素;幽门螺杆菌感染;其他细菌、病毒感染;精神神经因素;继发性;过敏因素;胃黏膜微循环障碍等。

目前认为慢性胃炎是由多种因素造成的。

慢性胃炎的病因可不同,而病理过程可能相似,其病理变化主要局限于黏膜层,根据其病理形态结构可分为特异性和非特异性两大类,临床常见者几乎均为非特异性胃炎,根据这些病变的程度不同又可将慢性胃炎分为浅表性胃炎和萎缩性胃炎等。病理学上常见浅表性胃炎的炎细胞浸润腺体颈部,腺体颈部是腺体的生发中心,炎症引起腺体颈部细胞破坏,细胞更新率下降。随着病变进展,病变逐渐由浅层向深层发展,以至腺体受损、萎缩,导致腺体不可逆的改变,形成萎缩性胃炎,并常伴有肠上皮化生、异型性增生,少数患者甚至可发生癌变。

二、诊断

(一)临床表现

大多数慢性胃炎的临床表现是胃肠道的消化不良症状,诸如上腹饱胀、无规律性的隐痛、嗳气、食欲减退、体重减轻、乏力、进食后上腹不适加重等。但缺乏特异性,仅仅根据临床表现难以诊断。

(二)实验室检查

(1)胃酸。

(2)胃泌素测定。

(3)胃蛋白酶原。

(4)内因子(IF)。

(5)壁细胞抗体(PCA)。

(6)胃泌素分泌细胞抗体(GCA)。

(7)血清胃蛋白酶 A、C。

(8)^{14}C-BBT 呼气试验。

(9)胃黏膜前列腺素 E 含量测定。

(10)胃黏膜 MDA 含量。

(11)考马斯亮蓝 G-250 检测胃液蛋白质含量。

(12)胃黏膜组织中 SOD 含量。

(13)胃黏膜中微量元素。

(14)胃液胆红素。

(三)胃镜检查

1.浅表性胃炎　慢性浅表性胃炎为慢性胃炎中的绝大多数。一般来说浅表性胃炎胃镜所见为以下各种表现的一种或数种:①水肿。②红白相间。③黏膜脆弱。④糜烂。⑤皱襞增生。⑥黏膜下出血。⑦黏膜不平。⑧黏膜出血。⑨黏液分泌增多。⑩肠上皮化生。

2.萎缩性胃炎胃镜检查　除有慢性浅表性胃炎的各种表现外,常常有以下三个突出特点:①颜色改变。②黏膜变薄。③黏膜粗糙不平。萎缩性胃炎是灶性分布,多从胃小弯逐渐向上发展,因此,活检需多点进行,从胃窦、移行部和胃体小、大弯及前后壁侧各取一块,以防漏诊并了解萎缩的范围。

(四)诊断依据

慢性胃炎的诊断需根据患者的临床表现、内镜检查所见、胃黏膜活检的病理组织学检查,以及必要的胃肠功能检测结果等,进行综合分析而决定。

慢性胃炎的确诊需要依靠胃镜检查和胃黏膜活检病理组织学检查。

如果患者的临床表现疑似慢性胃炎时,应进行胃镜检查。在胃镜观察下符合慢性胃炎的特征,而又要求确切判断慢性胃炎的性质和类别时,则应取胃黏膜活检,进行病理组织学检查。

如果要了解是否合并有幽门螺杆菌感染时,可以选用快速尿素酶试验、胃黏膜切片染色和(或)^{13}C-尿素或^{14}C-尿素呼气试验。

三、鉴别诊断

1.慢性浅表性胃炎

(1)消化性溃疡:常呈季节性、反复发作,具有规律性的上腹部疼痛的特点,通过 X 线钡餐造影检查及胃镜检查,可以明确诊断。

(2)功能性消化不良:该病属于胃动力障碍性疾病,主要由于胃排空障碍导致胃排空延迟而引起的一系列上消化道症状,表现为上腹部饱胀、嗳气、早饱、恶心、食欲减退等,多数患者伴有精神神经症状,其发病或病情加重常与精神因素关系密切,胃镜检查结果正常,常与患者主诉不平行。胃排空检查或胃电活动记录呈胃排空异常的表现。

(3)胃癌:上消化道症状呈进行性加重,伴有贫血、体重下降、粪便隐血试验阳性。晚期可于上腹部触及肿块。X 线钡餐造影、B 型超声及胃镜检查可以帮助明确诊断。

(4)慢性胆道疾病:主要指慢性胆囊炎、胆结石症、胆系肿瘤等,这些疾病除有较为典型的临床表现外,内镜下胰胆管逆行造影(ERCP)、B 型超声和 CT 影像学检查可提供可靠的诊断依据。

(5)慢性胰腺炎:临床症状与慢性胃炎难以鉴别。多有急性胰腺炎病史,且反复发作,典型患者可有上腹部疼痛、脂肪泻和糖尿病三联征,伴腰部疼痛。B 型超声可表现为胰腺增大,尚可伴有假性囊肿,BT-PABA 试验提示胰腺外分泌功能异常。

(6)慢性萎缩性胃炎:常以食欲减退、嗳气、上腹部不适为主要临床表现,几乎没有反酸、烧心等胃酸增多的症状,因此,单纯依据临床表现,难以与浅表性胃炎相鉴别,胃镜检查并取活检即可明确诊断。

2.慢性萎缩性胃炎

(1)胃癌:上消化道症状呈进行性加重,伴有贫血、体重下降、大便潜血试验阳性。晚期可于上腹部触及肿块。X 线钡餐造影、B 型超声及胃镜检查可以帮助明确诊断。

(2)慢性浅表性胃炎:临床上难以与慢性萎缩性胃炎相鉴别,多有上腹部疼痛、烧心等症状。胃镜检查并取活检有助于两者的鉴别诊断。

(3)慢性胆囊疾病:主要指慢性胆囊炎、胆结石症、胆系肿瘤等,发病常与饮食、体位等相关,有较为典型的临床表现,内镜下胰胆管逆行性造影(ERCP)、B 型超声和 CT 影像学检查可提供可靠的诊断依据。

四、治疗

(一)一般治疗

慢性胃炎病因较多,治疗多采用综合治疗,饮食及生活习惯在慢性胃炎的发生、发展过程中起重要作用,饮食不节不仅可以诱发胃炎的发生,也可使胃炎反复发作,因此饮食治疗非常重要。首先改变饮食及生活习惯,告诫患者戒烟戒酒;饮食定时定量,避免暴饮暴食,避免过冷过烫、粗糙、辛辣食物;少食腌制、熏制的肉类食物;实行家庭分餐制;慎用或不用损害胃黏膜的药物等;加强有关知识宣教,保持情绪稳定,消除患者顾虑,增强治疗信心。

(二)药物治疗

1.降低胃酸度　胃酸较高者,可给予降低胃内酸度的药物。常用的抑酸药物有以下几种。

(1)H_2受体阻滞剂:能选择性地与胃黏膜壁细胞上组胺 H_2 受体作用,从而抑制胃酸分泌。如西咪替丁 0.2g,3/d,雷尼替丁 150mg,3/d,法莫替丁 20mg,2/d等。一般疗程为 2 周。

(2)质子泵抑制剂:是目前发现的作用最强的一类胃酸抑制剂,作用于胃酸分泌的终末步骤,与壁细胞 H^+-K^+-ATP 酶结合,使质子泵失活,泌酸功能丧失,缓解症状,而且作用持久,促进炎症吸收。常用药物有奥美拉唑 20mg、兰索拉唑30mg、祥托拉唑 40mg、雷贝拉唑 10mg、埃索美拉唑 20mg 等,均 1/d 用药,症状减轻后停用,一般疗程减轻后停用,一般疗程为 1~2 周。因此类药物抑酸作用强烈,慢性胃炎患者特别是萎缩性胃炎患者不主张长期应用,最好在应用此类药物之前检测胃内 pH 值。

(3)中和胃酸药物:如碳酸氢钠、碳酸钙、氢氧化铝等。这类药物可以直接中和胃酸,作用快、较强,但不良反应也较多,易导致碱中毒,不易超剂量及较长时间应用。

2.胃黏膜保护剂　胃酸偏低或正常者,以应用胃黏膜保护剂为主。

(1)胶体次枸橼酸铋:是常用的胃黏膜保护剂,不但可以刺激黏液分泌,增加胃黏膜屏障作用,同时可刺激内源性前列腺素和表皮生长因子的产生,提高上皮细胞的再生能力,用法为每次 2 粒,3/d,餐前 30min 服用。

(2)思密达:含天然硅铝酸盐,具有吸附毒素,抗蛋白酶活性,加强胃黏膜屏障,促进上皮细胞再生等作用。常用量 3g,3/d。

(3)硫糖铝:在酸性胃液中凝聚成糊状物,附于胃黏膜表面上形成一层保护膜,阻止胃酸胃蛋白酶和胆汁酸对胃黏膜的侵蚀。用量 1g,3/d。

(4)膜固思达(瑞巴匹特):作为一种新型膜保护剂,通过增加胃黏膜前列腺素 E_2 的合成,促进表皮生长因子及其受体表达,降低趋化因子产生,抑制 Hp 黏附及清除氧自由基,从而发挥胃黏膜保护作用,对根除 Hp 感染、治疗胃炎及预防溃疡病复发具有重要价值,常用剂量 0.1g,3/d。

(5)其他胃黏膜保护剂:如麦滋林-S、米索前列醇等在临床上应用也较广泛。

3.清除 Hp　中华医学会消化病学分会 Hp 学组于 2007 年 8 月 10～12 日于江西庐山召开了第三次全国 Hp 共识会议,全国 60 多位专家对 Hp 感染的若干问题达成了新的共识,提出清除 Hp 的共识。

(1)PPI 三联 7d 疗法仍为首选(PPI＋两种抗生素)。

(2)甲硝唑耐药性≤40％时,首先考虑 PPI＋M＋C/A。

(3)克拉霉素耐药率≤15％～20％时,首先考虑 PPI＋C＋A/M。

(4)RBC 三联疗法(RBC＋两种抗生素)仍可作为一线治疗方案。

(5)为提高 Hp 根除率,避免继发耐药,可以将四联疗法作为一线治疗方案。

(6)由于 Hp 对甲硝唑和克拉霉素耐药,呋喃唑酮、四环素和喹诺酮(如左氧氟沙星和莫西沙星)因耐药率低,疗效相对较高,因而也可作为初次治疗方案的选择。

(7)在 Hp 根除治疗前至少 2 周不得使用对 Hp 有抑制作用的药物 PPI、H_2 受体拮抗剂(H_2RA)和铋剂,以免影响疗效。

(8)治疗方法和疗程:各方案均为 2/d,疗程 7d 或 10d(对于耐药严重的地区,可考虑适当延长至 14d,但不要超过 14d)。服药方法:PPI 早晚餐前服用,抗生素餐后服用。

4.增强胃排空能力

(1)为避免十二指肠液、胆汁反流及加速胃排空,调节胃、幽门、十二指肠运动协调功能,胃肠促动力药可加速胃排空,减轻胆汁分泌等对胃黏膜的损害,选择用多潘立酮(吗丁啉)或西沙必利(普瑞博思)5～10mg,3/d,饭前 15～30min 口服。对改善反酸、腹痛、腹胀等症状有一定的疗效,也能降低胃内胆盐浓度。

(2)结合胆盐药如铝碳酸镁能在酸性环境下结合胆盐,减轻有害因子对胃黏膜的损伤,研究表明,服药后能迅速降低胃内胆盐浓度。

(3)熊去氧胆酸改变胆汁内不同胆酸的比例,从而减轻胆酸对胃黏膜的损害。

(4)伊托必利是一种具有阻断多巴胺 D_2 受体活性和抑制乙酰胆碱酯酶活性的促胃肠动力药物,其在中枢神经系统分布少,无致室性心律失常作用及其他严重药物不良反应和实验室异常。

5.其他治疗　胆汁反流性胃炎症状严重、内科治疗无效的患者可采用手术治疗。合并贫血者,若缺铁应补铁,大细胞贫血应根据维生素 B_{12} 50～100μg/d,叶酸5～10mg,3/d,直至症状和贫血完全消失。对 PCA 阳性的慢性胃炎患者尤其合并恶性贫血者可试用肾上腺皮质激素如泼尼松龙但临床效果不肯定,不作常规治疗。

第三节　消化性溃疡

一、概述

消化性溃疡(PU),是指在各种致病因子的作用下,黏膜发生的炎症与坏死性病变,病变深达黏膜肌层,常发生于胃酸分泌有关的消化道黏膜,其中以胃、十二指肠最为常见,包括胃溃疡(GU)及十二指肠溃疡(DU),是一种常见病、多发病,总发病率约占人口总数的 10%～20%。但在不同国家、地区,其发病率有较大差异。20～50 岁为高发年龄,10 岁以下、60 岁以上较少见。男女发病比例为(2～5)∶1,PU 与 GU 比例为3∶1。

PU 病的发病机制主要与胃十二指肠黏膜的损害因素和黏膜自身防御-修复因素之间失衡有关。黏膜防御因子包括黏液/碳酸氢盐屏障、黏膜屏障、黏膜血流、细胞更新、前列腺素、表皮生长因子等。黏膜损害因素包括胃酸、胃蛋白酶、胃泌素、Hp 感染、酒精、胆汁酸、吸烟、卵磷脂、非甾体消炎药物等。正常情况下,防御因子与损害因素处于平衡状态,因此不发生溃疡病。当防御因子减弱或损害因素增强,这种平衡被打破,易发生 GU 或 PU。

GU 和 DU 在发病机制上有所不同,前者主要是自身防御—修复因素的减弱,而后者主要是侵袭因素的增强。近 20 余年的研究和临床资料充分证明幽门螺杆菌感染是 PU 的主要病因,但最终形成均由于胃酸和胃蛋白酶自身消化所致。

1.胃酸在 PU 病的发病中起重要作用——现代医学对 PU 认识的第 1 次飞跃1910 年 Schwartz 提出"无酸、无溃疡"的概念,这是对消化性溃疡病因认识的起点,也是消化性溃疡治疗的理论基础之一,是现代医学对 PU 认识的第 1 次飞跃。PU的最终形成是由于胃酸、胃蛋白酶自身消化所致,而胃蛋白酶的活性受到胃酸制约,胃酸的存在是溃疡发生的决定因素。许多 PU 患者都存在基础酸排量(BAO)、夜间酸分泌、五肽胃泌素刺激的最大酸排量、十二指肠酸负荷等增高的情况。GU患者往往存在胃排空障碍,食物在胃内潴留促进胃窦部分分泌胃泌素,从而引起胃酸分泌增加。

　　2.幽门螺杆菌感染为 PU 病最重要的发病原因之一——现代医学对 PU 认识的第 2 次飞跃　幽门螺杆菌(Hp)感染是损害胃十二指肠黏膜屏障导致 PU 形成的最常见病因。1983 年 Warren、Marshell 发现,并提出无 Hp、无溃疡,成为现代医学对 PU 认识的第 2 次飞跃。1994 年洛杉矶会议,明确 Hp 为致病菌。其致病能力取决于引起组织损伤的毒力因子、宿主遗传易感性和环境因素。消化性溃疡患者中 Hp 感染率高,Hp 是慢性胃窦炎主要病因,几乎所有 DU 均有慢性胃窦炎,大多数 GU 是在慢性胃窦炎基础上发生的。大量临床研究已证实,90％以上的PU,80％～90％GU 患者存在 Hp 感染,而根除 Hp 后溃疡复发率明显下降。由此认为 Hp 感染是导致 PU 病的主要病因之一。

　　Hp 的毒力包括空泡毒素(VacA)蛋白、细胞毒素相关基因(CagA)蛋白、鞭毛的动力蛋白、黏附因子、脂多糖、尿素酶、蛋白水解酶、磷脂酶 A 和过氧化氢酶等。Hp 依靠其毒力因子的作用,在胃型黏膜(胃黏膜和有胃窦化生的十二指肠黏膜)定居繁殖,诱发局部炎症和免疫反应,损害局部黏膜的防御-修复机制,同时也可通过侵袭因素的增强而致病。不同部位的 Hp 感染引起溃疡的机制有所不同。以胃窦部感染为主的患者中,Hp 通过抑制 D 细胞活性,从而导致高胃泌素血症,引起胃酸分泌增加。同时,Hp 也可直接作用于肠嗜铬样细胞(ECL 细胞),后者释放组胺引起壁细胞分泌增加,这种胃窦部的高酸状态易诱发 PU。在以胃体部感染为主的患者中,Hp 直接作用于泌酸细胞,引起胃酸分泌减少,过低的胃酸状态易诱发胃腺癌。Hp 感染者中仅 15％发生消化性溃疡,说明除细菌毒力外,遗传易感性也发挥一定的作用。研究发现,一些细胞因子的遗传多态性与 Hp 感染引发的 PU 病密切相关。

　　3.NSAIDs 仍是 PU 病的主要致病因素之一,而且在上消化道出血中起重要作用　NSAIDs 和阿司匹林等药物应用日趋广泛,常作用于风湿性疾病、骨关节炎、心血管疾病等,然而其具有多种不良反应。流行病学调查显示,在服用 NSAIDs 的人群中,15％～30％可患 PU 病,其中 GU 发生率为 12％～30％,DU 发生率为2％～19％。NSAIDs 使溃疡出血、穿孔等并发症发生的危险性增加 4～6 倍,而老年人中,PU 病及并发症发生率和死亡率均与 NSAIDs 有关。NSAIDs 溃疡发生的危险性除与所服的 NSAIDs 种类、剂量大小、疗程长短有关外,还与患者年龄(大于60 岁)、Hp 感染、吸烟及合并使用糖皮质激素药物或抗凝剂、伴心血管疾病或肾病等因素有关。

　　4.其他　药物如糖皮质激素、抗肿瘤药物和抗凝药的使用也会诱发 PU 病,也是上消化道出血不可忽视的原因之一。遗传因素,精神因素(应激,焦虑等),胃十二指肠运动异常(PU 时胃排空加快,GU 时胃排空延缓和十二指肠胃反流),吸烟等因素在 PU 的发生中也起一定的作用。

二、诊断

病史中典型的周期性和节律性上腹痛是诊断的主要线索,确诊靠内镜检查和 X 线钡餐检查。

(一)临床表现

典型的 PU 有慢性、周期性、节律性上腹痛的特点:①慢性过程呈反复发作,病史可达几年甚至十几年。②发作呈周期性、季节性(秋季、冬春之交发病),可因精神情绪不良或服 NSAIDs 诱发。③发作时上腹痛呈节律性。中上腹痛、反酸是 PU 的典型症状。

腹痛发生与餐后时间的关系认为是鉴别 DU 与 GU 的临床依据。GU 的疼痛特点为:"进食→疼痛→舒适";十二指肠球部溃疡的特点为:"疼痛→进食→舒适"、"疼痛→进食→缓解"及"夜间痛"是 PU 重要诊断线索。PU 体征缺乏特异性。

(二)相关检查

1.胃镜检查及胃黏膜活组织检查 胃镜检查与 X 线钡餐检查可相互补充,胃镜检查是 PU 检查的金标准。内镜检查多为圆形或椭圆形,直径小于 1cm,边缘整齐的溃疡,底部充满灰黄色或白色渗出物,周围黏膜充血、水肿,皱襞向溃疡集中。胃镜检查过程中应注意溃疡的部位、形态、大小、深度、病期及溃疡周围黏膜的情况,可发现 X 检查难以发现的表浅溃疡及愈合期溃疡,并可对溃疡进行分期(活动期,愈合期,瘢痕期),结合直视下黏膜活检及刷检,对判断溃疡的良、恶性有较大的价值。

(1)活动期:①A1 期:溃疡的苔厚而污秽,周围黏膜肿胀,无黏膜皱襞集中。②A2 期:溃疡苔厚而清洁,溃疡四周出现上皮再生所形成的红晕,周围黏膜肿胀而逐渐消失,开始出现向溃疡集中的黏膜皱襞。

(2)愈合期:愈合期的特征为溃疡苔变薄,溃疡缩小,四周有上皮再生形成的红晕,并有黏膜皱襞向溃疡集中,H1 与 H2 的区别在于后者溃疡已接近完全愈合,但仍有少许薄白苔残留。

(3)瘢痕期:①S1:溃疡苔消失,中央充血,瘢痕呈红色,又称红色瘢痕期。②S2:红色完全消失,又称白色瘢痕期,是溃疡治疗理想的愈合指标。必须指出,溃疡的形态改变对病变性质的鉴别没有绝对界限,因此,对 GU 应常规进行活组织检查,对不典型或难愈合溃疡,要分析其原因,必要时行超声内镜检查或黏膜大块活检,以明确诊断。

2.X 线钡餐检查　适用于对胃镜检查有禁忌或不愿意接受胃镜检查者(在 PU 的诊断,良、恶性溃疡的鉴别诊断的准确性方面,胃镜检查优于 X 线钡餐检查)。直接征象——龛影;间接征象——局部压痛,十二指肠球部激惹,球部畸形,胃大弯侧痉挛性切迹。

3.Hp 感染的检测　对消化性溃疡鼓励常规进行尿素酶试验或核素标记 C 呼气等试验,以明确是否存在 Hp 感染。其他检测方法包括血清抗 Hp 抗体检查,聚合酶链反应(PCR)测定 Hp-DNA,细菌培养(金标准)。

4.胃液分析和血清胃泌素测定　疑有 Zollinger-Ellison 综合征时作鉴别诊断用。

三、鉴别诊断

1.功能性消化不良　多见于青年妇女,检查可完全正常或只有轻度胃炎,与消化性溃疡的鉴别有赖于 X 线和胃镜检查。

2.慢性胆囊炎和胆石症　疼痛与进食油腻食物有关,疼痛位于右上腹,并放射至背部,莫菲征阳性,症状不典型者需借助 B 超检查或内镜下逆行胆道造影检查。

3.胃癌　X 线内镜活组织病理检查,恶性溃疡龛影多大于 2.5cm,位于胃腔之内,边缘不整,周围胃壁强直,结节状,有融合中断现象;内镜下恶性溃疡形状不规则,底凹凸不平,污秽苔边缘呈结节状隆起。

四、并发症

1.上消化道出血　为本病最常见的并发症,其发生率约为 20%～25%,也是上消化道出血的最常见原因。临床表现为呕血及黑便,如出血量大,可出现头晕、心悸、出汗、血压下降、昏厥,甚至休克。

2.穿孔　急性穿孔——急性腹膜炎(前壁多见);慢性穿孔——穿透性溃疡;亚急性穿孔——局限性腹膜炎(后壁多见)。

3.幽门梗阻　幽门炎症水肿和幽门痉挛——急性,暂时性梗阻;幽门瘢痕收缩——慢性,持久性梗阻。

4.癌变　GU 可发生癌变,故需要定期复查胃镜及病理。而 PU 则不会发生癌变。

五、治疗

（一）治疗目的

1.近期目标　缓解症状。

2.阶段性目标（DU 6 周；GU 8 周）　愈合溃疡，强调治疗后胃镜复查。

3.中长期目标　预防并发症。

4.预防复发　3 种维持治疗方案（正规维持治疗、间断全剂量治疗、按需短程治疗）。

（二）药物治疗

PU 是自愈性疾病，在针对可能的病因治疗同时，要注意饮食、休息等一般治疗。在 PU 活动期，要注意休息，减少不必要的活动，避免刺激性饮食，但无需少量多餐，每日正餐即可。

PU 的内科治疗主要是药物治疗。目前治疗 PU 的疗法是在传统的酸中和、酸抑制、保护并促进溃疡面愈合、调节胃动力等基础上与抗菌药物联用。近年来，随着医疗科技工作者对胃壁细胞的泌酸功能和胃黏膜防御功能的深入研究，近十多年来由于新型胃酸抑制剂的不断出现，如 H_2 受体抑制剂、PPI（奥美拉唑、兰索拉唑、泮托拉唑、雷贝拉唑等）等，几乎所有的 PU（恶性溃疡除外）都可经药物治愈。其中对单纯的溃疡来说，作用于壁细胞的抗胃酸分泌药和防御因子增强药已成为治疗的主要药物；而对由 Hp 感染引起的 PU，则必须同时应用抗 Hp 药物。

1.抗酸药　目前，公认胃内 pH 值维持在 3.5～4.0 以上是满意的溃疡愈合环境和必备的治疗条件。因此，抑制胃酸分泌，提高胃内 pH 值，是 PU 治疗的基础。抗酸药可以和盐酸作用生成盐和水，从而使胃酸度减低。目前常使用含铝、碳酸钙及碳酸镁的复方制剂。有研究表明，含铝等的抗酸剂能保护胃黏膜免受各种攻击因子的损伤，使胃黏膜释放前列腺素增加而起到促使溃疡愈合的作用。抗酸剂目前主要用作溃疡治疗的辅助用药。

2.H_2 受体拮抗剂（H_2RA）　H_2RA 有助于缓解 PU 腹痛、反酸等症状，促进溃疡愈合。H_2RA 可以特异性地与壁细胞膜上的 H_2 受体结合而阻断组胺与 H_2 受体结合，从而发挥较强的抑制胃壁细胞分泌盐酸的作用，能拮抗胃泌素和乙酰胆碱受体刺激的胃酸分泌，对应激性溃疡和上消化道出血也有明显疗效。目前应用于临床的共有三代 H_2RA，即第一代的西咪替丁，第二代的雷尼替丁，第三代的法莫替丁、罗沙替丁、尼扎替丁等。不同的 H_2RA 抑制胃酸的程度不同。H_2RA 治疗溃疡最初主张分次口服，近年来则多主张睡前一次服用，疗效与前者相仿，这是因为夜间胃酸分泌多,对 PU 的发生有重要关系,从而能发挥最大效果,且这种夜间适度抑酸,干扰胃肠生理功能较小,不影响患者的正常生活。H_2RA 治疗溃疡,其溃疡愈合率低于 PPI,内镜下溃疡愈合率在 65%～85%。H_2RA 的不良反应较小,发生率小于 3%。不良反应有白细胞减少,GPT 增高,男性性功能障碍和乳房增大,以及困倦、迟钝、定向障碍、幻觉、躁动等精神症状。其中第二代、第三代相对第一代 H_2RA 的不良反应要小得多。

　　3.质子泵抑制剂(PPI)　　PPI 是治疗酸相关性溃疡的首选药物。其特点为作用快、持续时间长、抑酸效果好。与 H_2RA 相比较,PPI 通过抑制胃酸的最后分泌过程,抑制胃酸作用更强,可使溃疡愈合时间缩短 1/3～1/2。PPI 为苯并咪唑的衍生物,能迅速穿过胃壁细胞膜,聚积在强酸性分泌小管中,转化为次磺胺类化合物,后者可与壁细胞分泌小管和囊泡内 H^+K^+ATP 酶(又称质子泵)结合,使其不可逆地失去活性,使壁细胞内的 H^+ 不能移到胃腔中,从而阻滞胃酸的最后分泌过程。胃内酸度降低与溃疡愈合有直接的关系。如果抑制胃酸分泌,使胃内 pH 值升高大于 3,每天维持 18～20h,则可使几乎所有 PU 在 4 周内愈合。PU 治疗通常采用标准剂量的 PPI,每日 1 次,早餐前半小时服药。治疗 PU 疗程为 4 周,GU 为 6～8周,通常内镜下溃疡愈合率均在 90% 以上。PPI 与抗 Hp 抗生素联合应用,可明显提高 Hp 的根治率。PPI 发展较快,其第一代(奥美拉唑)药动学和药效学存在一定的缺陷。奥美拉唑的血药浓度与给药剂量呈非线性关系,在不同患者中具有明显差异,导致了该药对不同患者临床抑酸疗效的差异。给药时间、食物和抗酸药的存在均对第一代 PPI 的药效影响较明显。而第二代(兰索拉唑、尼扎拉唑),第三代(雷贝拉唑)PPI 这方面的影响较小。另外,第一代 PPI 起效较慢,只有在多次给药后才能发挥最大的抑酸作用。此外,还存在着某些局限性,如促进愈合和症状缓解作用不稳定、胃排空延迟、壁细胞肿胀及给药后有明显的胃酸高峰等,影响了相关疾病的治疗效果。

　　近年来问世的新一代 PPI 雷贝拉唑,已在不同程度上克服了原有同类产品的某些缺陷。其主要特点有:①临床抑酸效果好。②抑酸作用起效快。③昼夜均可维持较高的抑酸水平。④疗效确切,个体差异小。⑤与其他药物之间无相互影响。⑥不良反应小。新一代 PPI 与第一代 PPI 比较,能够更强、更快地发挥抑酸作用。

　　对 NSAIDs 溃疡的预防及治疗应首选 PPI,通过它高效抑制胃酸分泌作用,显著改善患者的胃肠道症状,预防消化道出血,提高胃黏膜对 NSAIDs 的耐受性,并能促进溃疡愈合。PPI 疗程与剂量同消化性溃疡。H_2RA 仅能预防 NSAIDs PU 的发生,但不能预防 NSAIDs GU 的发生。

PPI 治疗中存在的问题：①长期抑酸导致黏膜增殖旺盛，有可能发展为高胃泌素血症。②动物实验有可能发生类癌样变，但人类如何尚不清楚。③长期应用使胃处于无酸状态，有利于胃内细菌繁殖，有亚硝酸胺等致癌物质增加的危险。④治疗原则是恢复胃的正常功能，过度抑酸处于非生理状态，因此认为，使用 PPI 治疗一般疗程不宜太长，剂量不宜太大。此外，类似药物还有潘托拉唑、拉贝拉唑等。

4.根除 Hp 治疗　根除 Hp 应为 PU 的基本治疗，它是溃疡愈合及预防复发的有效防治措施。Hp 与 PU 的发生与预后密切相关，且有证据显示 Hp 感染与胃体、胃窦腺癌相关联。对 Hp 阳性的胃及 PU，无论是初发还是复发，应全部接受 Hp 的根除治疗。理想的 Hp 根除方案应符合安全、有效（根除率＞90％）、简便、经济的标准。目前推荐的各类根除 Hp 治疗方案中最常用的是以 PPI 为基础的三联治疗方案（PPI、阿莫西林、克拉霉素），三种药物均采用常规剂量，疗程 7～14d。Hp 根除率在 70％～90％，为提高根除率，在治疗 PU 时建议采用 10d 疗法。1994年 4 月，中华医学会消化病学会 Hp 专题共识会的推荐方案如下：

（1）质子泵抑制剂（PPI）＋两种抗生素：①PPI 标准剂量＋克拉霉素 0.5g＋阿莫西林 1.0g，均 bid×1 周。②PPI 标准剂量＋阿莫西林 1.0g＋甲硝唑 0.4g，均 bid×1 周。③PPI 标准剂量＋克拉霉素 0.25g＋甲硝唑 0.4g，均 bid×1 周。

（2）铋剂＋两种抗生素：①铋剂标准剂量＋阿莫西林 0.5g＋甲硝唑 0.4g，均 bid×1 周。②钵剂标准剂量＋四环素 0.5g＋甲硝唑 0.4g，均 bid×1 周。③铋剂标准剂量＋克拉霉素 0.25g＋甲硝唑 0.4g，均 bid×1 周。

（3）其他方案：雷尼替丁枸橼酸钠（RBC）0.4g 替代推荐方案①的 PPI 或 H_2 受体拮抗剂（H_2RA）或 PPI＋推荐方案②组成四联疗法，疗程 1 周。

近年来，Hp 耐药率迅速上升，甲硝唑为 30％以上，克拉霉素 5％～10％，常导致 Hp 清除失败。对于首次根除失败者，应采用二、三线方案进行治疗。二、三线方案常用四联疗法，可根据既往用药情况并联合药敏试验，采取补救治疗措施 PPI＋2 种抗生素（如呋喃唑酮、左氧氟沙星等）。

中华医学会消化病学会 Hp 学组"第三次全国幽门螺杆菌感染若干问题共识意见"。会议推荐治疗方案以桐城的共识意见为基础，借鉴了欧洲 Maastricht 的意见，并且许多方案是以我国的多中心随机研究为依据，方案的制定严格遵照循证医学的原则，加入了近年来 Hp 研究新进展：如鉴于甲硝唑耐药率普遍增高，PPI 三联疗法随着时间的变迁 Hp 的根除率越来越低，为了达到一个理想的 Hp 根除率，防止继发耐药，建议 PPI 三联＋铋剂的四联疗法可以用于一线治疗。推荐在补救治疗中加入呋喃唑酮、喹诺酮类抗生素，对于反复治疗失败的患者建议进行药物敏感试验。

序贯疗法治疗 Hp 感染具有疗效高、耐受性和依从性好等优点。目前推荐的序贯疗法为 10d：前 5d，PPI＋阿莫西林，后 5d，PPI＋克拉霉素＋替硝唑；或前 5d，PPI＋克拉霉素，后 5d，PPI＋阿莫西林＋呋喃唑酮。据报道序贯疗法有效率达 90％以上，且对耐药菌株根除率较其他方案为高。但对序贯疗法国内仍需积累更多的临床经验。

5.黏膜保护剂　PU 的愈合质量，要求愈合溃疡的瘢痕较厚，黏膜腺体结构较为正常，腺体间结缔组织较少。良好的愈合质量是预防溃疡复发的重要先决条件之一，为保证消化性溃疡的愈合质量，在根除 Hp 和抑酸的同时应给予黏膜保护剂，此类药物多有中和胃酸和促进黏膜自身防御-修复因素的作用。联合应用黏膜保护剂可提高 PU 的愈合质量，有助于减少溃疡的复发率。主要有硫糖铝、铝碳酸镁、胶体铋、麦滋林、替普瑞酮和前列腺素类等药物。

(1)硫糖铝：是一种含有 8 个硫酸根的蔗糖铝盐，其主要作用是口服后在酸性环境中，离子化形成硫酸蔗糖复合阴离子，紧密黏附在溃疡基底带正电荷的坏死组织的蛋白上，形成一层保护膜，阻止胃酸和胃蛋白酶对溃疡的消化作用，与胆盐和胃蛋白酶结合，降低其对黏膜的损伤作用，促进黏液和碳酸氢盐的分泌，增加黏液屏障，促进局部前列腺素的合成和释放，增加表皮生长因子的分泌，改善黏膜血流而起到保护黏膜的作用。常用剂量为 10mL/次，3/d，餐前口服。长期服用可出现便秘。

(2)铝碳酸镁：可覆盖溃疡形成保护膜、增加碳酸氢盐及黏液糖蛋白分泌、促进前列腺素释放、增加胃黏膜血流、清除氧自由基系统、增加 EGF 及 bFGF 释放，该药物尚有抗酸及吸附胆汁酸盐的作用，更适合伴有胆汁反流的患者。

(3)胶体铋：胶体次枸橼酸铋是氢氧化铋和枸橼酸的络合盐。其主要作用是在酸性环境下形成不溶性铋盐，覆盖于溃疡表面，阻断胃酸、胃蛋白酶的侵袭作用，促进前列腺素的合成并延缓其降解，刺激黏液和碳酸氢盐的分泌并增加黏膜血流量，可使表皮生长因子聚集于溃疡部位，促进愈合，杀灭 Hp。因 CBS 含有铋剂，不宜长期服用。

(4)麦滋林：有效成分为 L-谷氨酰胺，是从卷心菜中分离出的氨基酸，作用为促进前列腺素合成，营养胃黏膜，促进细胞增殖。不良反应偶有 GPT 升高、颜面潮红、便秘、腹泻等。

(5)替普瑞酮：为萜的衍生物，作用为促进胃黏液分泌，促进黏液糖蛋白及磷脂的合成，促进前列腺素合成，改善胃黏膜血流量，有时有便秘、腹泻、肝脏 GPT 升高、胆固醇升高、头痛等不良反应。

6.药物维持治疗　PU维持治疗的目的是：①预防和减少复发。②有效地控制或改善症状。③预防出现并发症。有临床观察提示，十二指肠球部溃疡经抗溃疡药物短期治疗后，给予或不给予持续性维持治疗，溃疡复发率差别很大。在药物选择上，凡是对溃疡病治疗有效的药物均可用于维持治疗。而最常用的为 H_2 受体拮抗剂及PPI维持治疗方式。①连续性维持治疗，即溃疡愈合后每日半量服药。②间歇全程给药，即出现症状给 4～8 周的全量治疗。③症状性自我疗法，症状出现时给药，症状消失即停药。以连续性维持治疗最常用。根除Hp后，溃疡复发率显著低于只用抑酸剂治疗组和未根除治疗组，提示Hp是导致溃疡复发的主要因素，这其中包括未进行Hp根除治疗和根除治疗后Hp再次转为阳性，后者包括再燃和再感染两种可能。近年来多个研究表明，再燃可能是Hp感染复发的主要因素，应对Hp再次进行根除治疗。长期服用NSAIDs是导致消化性溃疡复发的另一重要因素，如因原发的病情需要不能停药者，可更换环氧合酶(COX)-2抑制剂，并同时服用PPI。

7.NSAIDs溃疡的治疗　对NSAIDs溃疡的预防及治疗应首选PPI，通过它高效抑制胃酸分泌作用，显著改善患者的胃肠道症状、预防消化道出血、提高胃黏膜对NSAIDs的耐受性等作用，促进溃疡愈合。PPI疗程与剂量同消化性溃疡。H_2RA 仅能预防NSAIDsPU的发生，但不能预防NSAIDsGU的发生。

第四节　急性胃扩张

一、概述

急性胃扩张是指胃和十二指肠内由于大量的气体及液体潴留胃内而产生的胃及十二指肠上段极度扩张。本病通常为腹部手术后或某些慢性消耗性疾病及长期卧床患者的严重并发症，可由多种原因所致，虽不多见，但后果严重，预后不良，若抢救处理不及时可因休克或胃壁坏死穿孔导致腹膜炎而死亡。

器质性疾病和功能性因素均可引起急性胃扩张，常见有外科手术、创伤、麻醉三类，尤其是腹腔、盆腔手术及迷走神经切断术均可直接刺激躯体或内脏神经，引起胃的自主神经功能失调，胃壁的反射性抑制，造成胃平滑肌弛缓，进而形成胃扩张；各种创伤产生的应激状态，尤其是上腹部挫伤或严重复合伤时，急性胃扩张的发生与腹腔神经丛受强烈刺激有关；麻醉时气管插管术后给氧及胃管鼻饲，亦可使大量气体进入胃内，形成胃扩张；疾病状态，如胃扭转、嵌顿性食管裂孔疝、十二指肠肿瘤、异物及十二指肠壅积症等均可引起胃潴留和急性胃扩张；脊柱畸形、环状胰腺、胰腺癌等也可压迫胃的输出道引起急性胃扩张；躯体部上石膏套后1～2d引起的石膏套综合征所致的急性胃扩张是因脊柱伸展过度、十二指肠受肠系膜上动脉压迫的结果；情绪紧张、剧烈疼痛、精神抑郁、营养不良等均可引起自主神经功能紊乱，导致胃张力减低或排空延迟而致急性胃扩张；糖尿病神经病变、抗胆碱能药物的应用、水电解质失衡、中枢神经系统损伤、尿毒症、严重感染等均可影响胃的张力和排空，导致出现急性胃扩张。暴饮暴食也可引起急性胃扩张。

胃肠壁神经性麻痹和机械性梗阻是引起急性胃扩张的发病机制。胃壁肌肉张力减弱引起胃扩张，使食管与贲门、胃与十二指肠交界处形成锐角，阻碍胃内容物的排出。膨大的胃可压迫十二指肠，并将肠系膜及小肠挤向盆腔，因此，牵拉肠系膜上动脉而压迫十二指肠，胃内食物咽入的空气及胃十二指肠分泌液、胆汁、胰液积存，刺激胃泌素的分泌，又可以刺激胃十二指肠黏膜分泌液体，加重胃扩张；还可以进一步牵拉肠系膜，加重胃十二指肠麻痹和梗阻，于是形成恶性循环，使胃扩张逐步加重。扩张的胃还可以压迫门静脉，使血液淤滞于腹腔；也可压迫下腔静脉，使回心血量减少。

二、诊断

存在上述提到的病因，例如手术后初期创伤、感染或过分饱食后，出现上述溢出性呕吐和上述特征的呕吐物。并有上腹部胀满，振水音阳性，即应考虑为急性胃扩张，如腹部X线平片见胃影增大，上腹部巨大液气平面，或胃管吸出大量液体，即可确诊。

（一）临床表现

1.症状

（1）上腹部或脐周胀痛：性质多为持续性胀痛，阵发性加重，但很少有剧烈腹痛，如并发胃穿孔则可出现剧烈的腹痛。

（2）腹胀：多位于脐上，开始感觉上腹部饱胀伴有恶心，逐渐向下腹部蔓延，最后整个腹部均显著膨胀，腹壁浅静脉扩张。

（3）恶心与呕吐：由于上腹部膨胀，患者不自主地频繁呕吐，为溢出物，非喷射状，呕吐后症状并不减轻。呕吐物开始为含有胆汁的棕绿色液体，随着呕吐的逐渐频繁以及呕吐量的增多，呕吐物变为咖啡色，潜血试验阳性，但不含有血块，也无粪便臭味。

（4）停止排便排气：病程后期因大量呕吐及肠麻痹，大多数患者肛门停止排便、排气。

（5）其他症状：后期由于大量呕吐可出现脱水和电解质紊乱症状。可出现口渴、尿少、脱水征，患者烦躁不安、呼吸急促、脉搏快速而微弱，血压下降和休克。

2.体征　脱水貌，腹部高度膨胀，为不对称性膨胀。可见无蠕动的胃轮廓，局部有压痛，胃鼓音区扩大，有振水音。如病程中突然出现腹部剧痛，全腹有压痛、反跳痛，移动性浊音阳性，表示胃壁出现坏死穿孔。

（二）实验室检查

实验室检查特点为患者胃部虽有少量出血，但因大量体液丧失，所以血红蛋白及红细胞可增加，并可出现低血钾、低血钠、低血氯，另外胃液中含有盐酸而呈酸性，故若以丢失胃液为主，则会发生代谢性碱中毒，若以丢失胰液等消化液为主，则发生代谢性酸中毒。

立位腹部 X 线平片可示上腹部有均匀一致的阴影，显示巨大的胃泡液平面，充满腹腔的胃影及左膈肌抬高，若采用 X 线钡剂造影，不仅可以看到增大的胃及十二指肠的轮廓，而且还可以发现十二指肠梗阻，钡剂不能进入空肠。

三、鉴别诊断

1.机械性肠梗阻　机械性肠梗阻可有腹胀、呕吐，但常有较明显腹痛，腹部体格检查可见肠型，肠鸣音多亢进，立位腹部 X 线平片可见小肠积气，并可见肠腔内多个液平面，胃管抽吸无大量胃内容物。

2.弥漫性腹膜炎　弥漫性腹膜炎常由腹腔内脏器穿孔引起，起病急骤，腹痛剧烈，腹部肌肉紧张，有压痛及反跳痛，肝脏浊音界可消失，肠鸣音消失，患者体温常升高，白细胞增多。腹部 X 线检查可发现膈下游离气体。

3.幽门梗阻　消化性溃疡、胃窦部肿瘤引起的幽门梗阻也可导致胃扩张的发生，但一般起病缓慢，患者呕吐物无胆汁，上腹部可见到胃型及胃蠕动，很少出现脉搏快速而微弱、血压下降等，胃镜检查或 X 线钡剂造影可明确诊断。

四、治疗

（一）药物治疗

急性胃扩张的内科治疗最重要的措施是禁食，放置胃管，持续胃减压，还需将胃、十二指肠液尽量吸出，并以少量生理氯化钠反复洗胃，直至吸出正常胃液，才可取出胃管,取出胃管后可予患者试饮少量白开水,若未出现不适,可开始进食少量流质饮食,如无滞留,可逐渐增加流质饮食量,同时经常改变患者体位以解除对十二指肠水平部的压迫,如病情许可,可采取俯卧位。每日记录患者出入量,予静脉输液以纠正患者的脱水及电解质及酸碱平衡紊乱,必要时可输血。

(二)手术治疗

手术指征:①饱餐后发生的急性胃扩张,胃内容物无法吸出。②内科治疗8~12h效果不理想。③有十二指肠机械性梗阻因素存在。④合并胃壁坏死、胃穿孔、大量胃出血者。⑤胃功能长期不能恢复,稍一进食即扩张者。

手术切开胃壁清除胃内食物,全层缝合胃壁,术后予胃管继续减压,特别是对已有腹腔感染、休克、穿孔或疑有胃壁坏死者,应及时行手术治疗,手术方法以简单有效为原则,如胃造瘘术并清除其内容物,术后应继续予胃管减压。

第五节　胃良性肿瘤

胃良性肿瘤约占胃肿瘤的3％~5％,可分为上皮性肿瘤,如腺瘤、乳头状瘤;非上皮肿瘤(也称为间质性肿瘤)如平滑肌瘤、脂肪瘤、脉管性肿瘤、神经源性肿瘤、纤维瘤、嗜酸性细胞肉芽肿、假性淋巴瘤等。临床最多见的是腺瘤及平滑肌瘤。

一、胃腺瘤

胃腺瘤是指起源于胃黏膜上皮细胞的良性肿瘤,一般起始于小凹部,从黏膜表面向外呈息肉状生长,故又名腺瘤样息肉。可发生于任何年龄,多见于40岁以上男性。胃腺瘤易癌变,被视为癌前疾病。

(一)病理

腺瘤多见于胃窦部及体部,多为单发不带蒂,呈球形或半球形,也有呈扁平形隆起,根据组织结构可分为管状腺瘤和乳头状腺瘤,有的为胃型上皮,有的为肠型上皮(肠化生),有时可见腺管状结构及乳头状结构并存。乳头状腺瘤中有些乳头更纤细,呈绒毛状,也叫绒毛状腺瘤,绒毛状腺瘤更易癌变。癌变率多发性腺瘤高于单发,广基高于有蒂。

(二)临床表现

胃腺瘤早期无症状,当息肉增大或有并发症时,可有上腹部不适、隐痛、恶心呕吐及出血。幽门部带蒂腺瘤可经幽门管进入十二指肠,而出现间歇性幽门梗阻,甚至可发生胃十二指肠套叠,产生胃潴留,表现为上腹痛、恶心、呕吐等。

患者可有贫血及粪便隐血试验阳性。诊断主要靠 X 线钡餐检查和胃镜检查。胃镜检查不仅可对腺瘤的部位、形态、大小及数目做出诊断，还可通过活组织检查明确有无恶变。腺瘤癌变的危险因素：①直径超过 2cm。②无蒂。③多发腺瘤。④形态正面观为不规则的圆形和不规整。⑤表面为结节、颗粒状和凹凸不平。⑥颜色黯红或多彩。⑦组织学类型为绒毛状腺瘤。⑧活检显示有重度不典型增生。⑨年龄大于 50 岁。

（三）治疗

目前对于胃腺瘤性息肉的治疗尚存争议，近年有人提出，凡发现息肉，不论其大小，均在活检后行电切电凝、高频电圈套摘除术、激光疗法或微波等治疗，此后胃镜复查随访，观察息肉有无再生、复发。但少数的胃癌初期病灶可呈息肉样的形态，而良性腺瘤也有恶变的可能，因此轻率地予以观察或肿瘤切除不彻底均有可能影响患者的预后。目前一般认为多发、无蒂、直径大于 2cm，细胞学检查有恶变可疑者应予手术切除。

手术适应证：①腺瘤已经癌变。②多发性绒毛状腺瘤，有可疑癌变者。③胃腺瘤大于 2cm、不能确定良性以及经内镜不能达到有效治疗者。④扁平状腺瘤直径大于 2cm 者。⑤腺瘤发生难以控制的并发症，如大出血经内科治疗无效，反复的幽门梗阻，难治性溃疡等。特定外科手术方式根据具体情况而定，单发无蒂的腺瘤最好沿肿瘤边缘并带部分胃壁做楔形切除，标本送冰冻切片检查，再根据其病理性质考虑进一步治疗。位于胃体部紧密排列成团的腺瘤可以作充分的局部切除，累及胃体部的带蒂绒毛状腺瘤需要行全胃切除。

二、平滑肌瘤

胃平滑肌瘤是常见的胃良性间叶组织肿瘤，占胃肿瘤的 1%～3%，占胃良性肿瘤的 25%。在胃良性非上皮肿瘤中居第 1 位。多见于中年以上，好发年龄为50～59 岁，女性稍多于男性。

（一）病理

肿瘤好发于胃体及胃窦部。常为单发，一般呈圆形或椭圆形，表面光滑，可呈分叶状，多数无蒂。胃平滑肌瘤多起源于胃固有肌层，少部分起源于黏膜肌层或胃壁血管肌层。小的肿瘤局限于胃壁内，长大后可突入胃腔，或突出浆膜下，或向内、向外突起而呈哑铃状，有时肿瘤仅突出浆膜面而游离于腹膜腔中，易导致漏诊或误诊。肿瘤大小不一，一般在 0.5～1.9cm，但也有达 2.0cm 以上者，但大多小于 5cm。位于肌壁内者常小于 1.0cm，无任何症状，仅在尸检时发现。肿瘤组织由分化良好相互交织的平滑肌束构成,瘤细胞呈梭形,无或极少核分裂相。胞浆透明呈空泡状者为平滑肌母细胞瘤,是平滑肌瘤的一种特殊类型,有潜在恶性。常可发生变性、坏死、出血、囊性变及肉瘤变,恶变率为2%。

(二)临床表现

最常见的临床表现为上消化道出血、上腹痛、腹部肿块等。尤以上消化道出血多见,主要是由于肿瘤压迫其表面黏膜,使之产生糜烂或溃疡而并发出血。X线钡餐检查提示圆形或椭圆形充盈缺损,有时胃壁外呈弧形压迹,周围界限清楚,表面黏膜光滑或有溃疡形成。胃镜下平滑肌瘤可呈球形、卵圆形或分叶状,无蒂,顶端有时可见溃疡形成,并可见桥形黏膜皱襞。CT可清楚地观察肿块位置、大小与周围组织器官的关系,超声胃镜不仅能直接观察胃黏膜,而且能帮助确定肿瘤浸润深度和有无淋巴结转移,对明确诊断有较高的价值。肿瘤多呈圆形,直径往往小于5cm,内部呈低回声或等回声,很少有液化、坏死和无回声区。

(三)治疗

单发及瘤体小于1cm的胃平滑肌瘤可通过胃镜下电切;多发、无蒂、直径大于2cm、表面有溃疡形成、有坏死和出血倾向或通过细胞学检查有恶变可疑者,应予手术切除。对较小肿瘤可行肿瘤摘除术、楔形或袖形切除术。较大肿瘤可行胃大部切除术,连同肿瘤一并切除。因故不能手术者,应定期作胃镜检查。肿瘤切除后预后良好。

三、胃腺肌瘤

胃腺肌瘤较少见,可能是胚胎发育时上皮芽迷走于胃壁内而分化成胃腺肌瘤,增生Brunner腺和异位胰腺,任何年龄都可发病,多发于50岁以上,男女明显差别。病灶绝大部分位于胃窦部,大多小于3cm,为良性肿瘤,部分可恶变。

(一)临床表现和诊断

临床表现无特异性,以上腹部疼痛为主,疼痛与饮食关系不大,有些于进食后好转。位于贲门、幽门或恶变者可有呕吐。黏膜糜烂、溃疡,可伴有出血。临床上多不能触及肿块。

X线钡餐可见胃壁小圆形充盈缺损或龛影,类似溃疡。恶变者,黏膜破坏易误诊为隆起型胃癌。内镜可见胃病变处呈溃疡糜烂或隆起。

(二)治疗

主要为手术治疗,胃腺肌瘤一般可行胃楔形切除,如已有恶变,按胃癌根治术和化疗方案治疗。

第六节 胃癌

一、概述

胃癌是起源于胃上皮的恶性肿瘤,是最常见的恶性肿瘤之一,占全球癌症死亡原因的第二位。世界上不同国家与地区胃癌的发病率有明显差别,胃癌在东亚国家(中国、日本和韩国)的发病率较高,而在南亚和东南亚国家(印度、印度尼西亚、泰国、菲律宾)较低。在工业化国家,尤其是北美和澳大利亚,胃癌的发病率较低。我国属胃癌较高发病区,各地也有较大差异,呈现南北梯度分布现象,以青海、宁夏、甘肃最高,中南和西南地区低发。我国每年死于胃癌的患者居恶性肿瘤的首位;其发病率和死亡率男性均高于女性,约为(2~3):1;任何年龄均可发生,40~60岁多见。近30年发达国家胃癌发病率呈下降趋势,但近端胃癌的发病率有一定增高。目前国内临床治疗的胃癌患者大部分均属进展期,早期胃癌诊断率低。进展期胃癌疗效并不理想。总体而言胃癌患病率在我国尚无明显下降趋势。

胃癌的发生与遗传、环境或饮食等因素有关。高盐摄入、腌熏食物及多环芳烃化合物等与胃癌死亡率密切相关;Hp致癌的学说近年来获得了一些证据的支持。动物实验证明感染Hp可引起胃癌,流行病学研究也发现,胃癌高发区人群Hp的感染率明显高于低发区人群。欧洲胃肠病专家组对13国7个地区人群进行随机的多中心研究发现,Hp感染人群的胃癌危险性是无Hp感染者的6倍。虽然世界卫生组织的国际癌症研究所(IARC)将Hp列为Ⅰ级致癌因素,但目前认为Hp并非胃癌的直接致癌物,而是在从慢性浅表性胃炎、萎缩性胃炎、肠上皮化生、异型增生到胃癌的演变过程中起到重要作用。

近20年来,随着细胞分子生物学的研究与进展,对胃癌的癌变过程进行了大量研究,现已明确的癌基因有ras、met、c-myc、erbB2、akt-2等。同时,还发现不少调节肽如表皮生长因子、转化生长因子、胰岛素样生长因子Ⅱ、血小板转化因子等,在胃癌发生过程中起调节作用。此外,研究提示环氧化酶-2(COX-2)表达出现于70%胃癌患者中,其高表达与淋巴结浸润及不良预后相关。DNA甲基化是基因在转录水平的调控方式之一,胃癌患者癌基因甲基化水平越低,其分化程度往往越差。

癌前期变化:指某些具有较强的恶变倾向的病变,包括癌前期状态与癌前期病变,前者系临床概念,后者为病理学概念。胃的癌前期状态包括:①慢性萎缩性胃炎：慢性萎缩性胃炎基础上可进一步发生肠上皮化生、不典型增生而癌变。其病史的长短和严重程度与胃癌的发生率有关。②胃息肉：最常见的是炎性或增生性息肉，一般很少发生癌变。腺瘤性息肉的癌变率为 15％～40％，直径大于 2cm 者癌变率更高。③残胃：胃良性病变手术后残胃发生的胃癌统称残胃癌。胃手术后 10 年开始，胃癌发生率显著上升。Billroth Ⅱ 式胃空肠吻合术后发生胃癌较 Billroth Ⅰ 式为多。十二指肠内容物反流至残胃，胆酸浓度增高是促使发生癌变的重要因素。④良性胃溃疡：良性胃溃疡癌变的发生率各家报道不一。一般认为癌变率为 1％～5％。目前认为胃溃疡本身并不是一种癌前期状态。而溃疡边缘的黏膜则会发生肠上皮化生与恶变。⑤恶性贫血和巨大胃黏膜肥厚症。

　　胃的癌前期病变：①异型增生：亦称不典型增生，是由慢性炎症引起的病理细胞增生，包括细胞异型、结构紊乱、分化异常。异型增生在我国分为轻、中、重 3 级，内镜随访结果表明，轻度异型增生可发生逆转，重度异型增生的癌变率可超过 10％。②肠化生：指胃黏膜上出现类似肠腺上皮，包括吸收细胞、杯状细胞和潘氏细胞等，有相对不成熟性和向肠、胃双相分化的特点。根据吸收细胞形态可分为小肠型和大肠型两种，小肠型（完全型）具有小肠黏膜特征，分化较好。大肠型（不完全型）与大肠黏膜相似，又可分为 2 个亚型：Ⅱa 型能分泌非硫酸化黏蛋白；Ⅱb 型能分泌硫酸化黏蛋白，此型肠化生不成熟，与胃癌（尤其是分化型肠型胃癌）的发生关系密切。

　　近端胃肿瘤近年来发病率逐渐增高，胃食管连接处腺癌占胃癌的 25％。与远端胃肿瘤不同，胃食管连接处的肿瘤危险因素可能与吸烟有关，与 Hp 感染无关。

二、病理

　　胃癌可发生于胃的任何部位，半数以上发生在胃窦部，胃大弯、小弯及前后壁均可受累，其次在贲门部，累及胃体部及全胃者相对较少。

（一）大体形态

1.早期胃癌（EGC）　EGC 是指胃癌癌肿仅局限于黏膜层及黏膜下层，而不论范围大小和有无淋巴结转移。早期胃癌可分为 Ⅰ 型（隆起型）、Ⅱ 型（表浅型）、Ⅲ 型（凹陷型）。Ⅱ 型又分为 Ⅱa（隆起表浅型）、Ⅱb（平坦表浅型）、Ⅱc（凹陷表浅型）3 个亚型。以上各型可有不同组合，如 Ⅱc＋Ⅱa，Ⅱc＋Ⅲ 型等。原位癌是指未突破固有膜的癌肿，也属于早期胃癌。其中直径在 5～10mm 者称为小胃癌，直径小于 5mm 称微小胃癌。"一点癌"指胃黏膜活检为癌，但在手术切除标本上虽经系列取材也找不到癌组织。其原因可能为胃黏膜活检时，已将极小的癌灶钳除。多发性早期胃癌指同一胃上发生 2 个以上独立的早期癌肿。

2.进展期胃癌（AGC） AGC 系指胃癌癌肿已侵及胃壁肌层或更深层者（浆膜下及浆膜）。一般把癌组织浸润肌层者称为中期胃癌，超出肌层者称为晚期胃癌。目前仍按 Borrmann 分型法，它主要是根据癌肿的外观生长形态进行划分。

（1）Borrmann Ⅰ型（结节蕈伞型）：癌肿局限，主要向腔内生长，呈巨块状、结节状、息肉状，表面粗糙如菜花状，可有糜烂、溃疡。此型生长较慢，转移较晚。

（2）Borrmann Ⅱ型（局部溃疡型）：胃壁形成深陷溃疡，边缘堤状隆起，癌肿界限较清楚，周围浸润不明显。肿瘤可向深层浸润，常伴有出血、穿孔。组织学上多为分化型腺癌。

（3）Borrmann Ⅲ型（浸润溃疡型）：其特征为肿瘤呈浸润性生长，常形成明显向周围及深部浸润的肿块，中央坏死形成溃疡，常较早侵及浆膜或发生淋巴结转移。

（4）Borrmann Ⅳ型（弥漫浸润型）：此型癌组织在胃壁内广泛浸润，侵及胃壁各层，隆起不明显，与周围组织黏膜界限不清。胃壁因癌组织的弥漫浸润生长而增厚变硬，胃黏膜皱襞消失，黏膜变平。如果累及全胃，则形成所谓的"革囊胃"。此型胃癌几乎均为低分化腺癌。

Borrmann 分型与癌的组织学类型有一定联系。一般分化较高的乳头状、乳头管状或管状腺癌多呈现 Borrmann Ⅰ型或 Ⅱ型；而分化较低的腺癌，未分化癌及印戒细胞癌往往呈Ⅲ型或Ⅳ型。

（二）组织病理学

我国按组织学分类可分为 4 型：①腺癌：包括乳头状腺癌，管状腺癌与黏液腺癌。根据其分化程度又可分为高分化、中分化与低分化 3 种。②印戒细胞癌。③未分化癌。④特殊类型癌：腺鳞癌、鳞状细胞癌、类癌等。根据组织起源可分为肠型和弥漫型，肠型起源于肠上皮化生，可见明显的腺癌结构，即分化较高的乳头状或管状腺癌，此型胃癌常常边界清楚。弥漫型一般不形成明显的腺管或腺腔结构。癌细胞细小呈圆形，分散地或以窄条索状浸润胃壁。此型胃癌边界不清，许多低分化腺癌及印戒细胞癌属于此型。

（三）转移途径

1.直接浸润 胃癌具有在胃壁内沿水平方向和垂直方向同时或以一种方向为主的浸润扩散特性，这是癌细胞在胃壁内的主要扩散方式。浸润型胃癌可沿黏膜或浆膜直接向胃壁内、食管或十二指肠发展。肿瘤一旦侵及浆膜，即容易向周围邻近器官或组织如肝、胰、脾、横结肠、空肠、膈肌、大网膜及腹壁浸润。癌细胞脱落时也可种植于腹腔、盆腔、卵巢与直肠膀胱陷窝等处。胃癌种植于卵巢称之为

Krukenberg 瘤,以印戒细胞癌多见。

2.淋巴结转移　淋巴结转移占胃癌转移的 70%,多沿淋巴引流顺序,由近及远、由浅及深地发生淋巴结转移。胃下部癌肿常转移至幽门下、胃下及腹腔动脉旁等淋巴结,而上部癌肿常转移至胰旁、贲门旁、胃上等淋巴结。晚期癌可能转移至主动脉周围及膈上淋巴结。由于腹腔淋巴结与胸导管直接交通,故可转移至左锁骨上淋巴结。

3.血行转移　胃癌的血行转移多发生在中晚期病例,最常受累的脏器是肝和肺,其次是胰腺、骨、肾上腺、脑和皮肤等处。

(四)临床病理分期

目前,我国胃癌的病理分期依旧采用 1997 年国际抗癌联盟(UICC)公布的 TNM 方案。据 TNM 分期制定的临床分期标准,有利于治疗和判断预后。

0 期　　$TisN_0M_0$。

Ⅰ期　　Ⅰa 期:$T_1N_0M_0$;Ⅰb 期:$T_1N_1M_0$,$T_2N_0M_0$。

Ⅱ期　　$T_1N_2M_0$,$T_2N_1M_0$,$T_3N_0M_0$。

Ⅲ期　　Ⅲa:$T_2N_2M_0$,$T_3N_1M_0$,$T_4N_0M_0$;Ⅲb 期:$T_3N_2M_0$,$T_4N_1M_0$。

Ⅳ期　　$T_4N_2M_0$,$T_{1\sim4}N_{1\sim2}M_1$。

三、诊断

(一)临床表现

1.症状　早期胃癌常缺乏特异性症状,大部分患者仅有消化道症状。当症状较为明显时患者病情多已进入进展期。进展期胃癌常见症状如下:

(1)上腹部疼痛:是胃癌常见的症状。疼痛缺乏规律性,可为隐痛、钝痛;部分病人疼痛与消化性溃疡相似,进食或使用抗酸剂可有一定程度缓解。老年人痛觉较迟钝,多以腹胀为主诉。癌肿侵及胰腺或横结肠系膜时可呈持续性剧痛,向腰背部放射。极少数癌性溃疡穿孔时可出现腹膜刺激征。

(2)食欲缺乏和消瘦:多见,往往进行性加重,表现为乏力、食欲不振、恶心、消瘦、贫血、水肿、发热等,晚期呈恶病质状态。

(3)呕血和黑便:1/3 胃癌患者经常有少量出血,多为粪便隐血试验阳性伴不同程度贫血,部分可出现呕血或黑便,也有患者以大量呕血就诊的。当位于胃体的肿块呈圆形或菜花样突出于胃腔内,由于病体巨大且质脆,易致坏死,脱落而引起出血,故上消化道出血常为胃体癌的首发症状。

(4)消化道梗阻症状:贲门部的癌肿可出现吞咽困难,位于幽门附近可引起幽门梗阻。

(5)癌肿扩散转移引起的症状：如腹水，肝肿大，黄疸及肺、脑、心、前列腺、卵巢、骨髓等的转移而引起的相应症状。

2.体征　早期胃癌可无任何体征，中晚期胃癌的体征以上腹部压痛最为常见，病程长而瘤体大者，可在上腹部触及肿块，硬而固定，表面高低不平。胃窦部癌可扪及腹块者较多，其他体征如质坚不光滑的肿大肝脏、黄疸、腹水，左锁骨上、左腋下淋巴结肿大等。腹部种植转移时肛门指诊常可在直肠膀胱陷窝处触及坚硬而固定的肿块，女性胃癌患者癌细胞可种植在卵巢上面生长，即 Krukenberg 瘤。

3.并发症　胃癌可发生出血、穿孔、梗阻、胃肠瘘管、胃周围粘连及脓肿形成等。

4.伴癌综合征　胃癌在其早、晚期及治疗后复发时，往往出现与病灶本身及其转移灶无直接关系的一系列临床表现，多因有些胃癌可以分泌某些特殊激素或具有一定生理活性物质而导致的，称为伴癌综合征。如皮肤表现（黑棘皮病、皮肌炎、脱皮样红皮病、Bowen 病等）、神经综合征（多发性神经炎、小脑变性等）、血栓栓塞综合征、血液病综合征（类白血病反应、嗜酸性粒细胞增多症等）、内分泌代谢综合征（Cushing 综合征、类癌综合征）等。

(二)相关检查

1.实验室检查　有诊断意义的常规化验检查为血红蛋白，大便潜血及胃液分析。大便潜血试验可用于早期胃癌的普查。酶学检查常见的有胃蛋白酶原（PG）、谷胱甘肽-s 转移酶（GST-r）、乳酸脱氢酶（LDH）、碱性磷酸酶（ALP）、超氧化物歧化酶及脂质过氧化物酶（LPO）、巨分子肌酸激酶同工酶（M-CK2）等。正常人胃黏膜中 PGI 和 PGII 阳性率为 100%，胃黏膜异型增生时，两种胃蛋白酶原的阳性率及强度均较正常显著降低，早期胃癌的 PG 阳性率降到最低点，提示 PGI 和 PGII 可作为胃癌普查及良恶性疾病鉴别的辅助指标。免疫学检查常见的有 CEA、CA19-9、CA125、CA50、组织多肽抗原（TPA）、肿瘤相关糖蛋白（TAG-72）胃癌单克隆抗体 MG 系列等。胃癌病人血清 CEAse、CA19-9、CA50、CA125 等肿瘤相关抗原可升高，但敏感性和特异性均不强。MG 系列胃癌单克隆抗体有较强的特异性，尤其是系列混合结果更加确切，但也有假阳性。

2.内镜检查　内镜检查和活检，是诊断胃癌的最重要、最可靠的方法。目前内镜诊断的先进水平便体现在早期胃癌的诊断率上。

(1)早期胃癌：内镜是发现早期胃癌的有效方法。①隆起型：主要表现为局部黏膜隆起，息肉状，有蒂或广基，表面粗糙，可有糜烂。②表浅型：病变常不明显，局部黏膜粗糙,细颗粒状,略微隆起或凹陷,界限不清,表面颜色变淡或发红,可有糜烂,此类病变最易遗漏。③凹陷型:最多见,有较为明显的溃疡,凹陷多超过黏膜层,黏膜颜色异常,边缘可有结节状颗粒。上述各型可合并存在而形成混合型早期胃癌。早期胃癌有时不易辨认,可通过黏膜染色发现早期病变。常用的色素为亚甲蓝、靛胭脂等。正常胃黏膜不吸收亚甲蓝而不着色,肠上皮化生和不典型增生胃黏膜可吸收亚甲蓝而染成蓝色。一般在胃镜下充分冲洗胃黏膜表面黏液后,对病灶喷洒 0.5%～0.7%亚甲蓝溶液 10～20mL,2～3min 后用水冲洗,观察黏膜染色情况,靛胭脂为对比染色剂,不使胃黏膜着色,而是沉积在胃小窝内或其他异常凹陷病灶内,与橘红色的胃黏膜形成鲜明的对比,易于显示胃黏膜的微细变化。通常在内镜下用喷洒导管将 0.2%～0.4%溶液 30～50mL 均匀喷洒在胃壁上,易于发现早期病变,也便于活检取材及确定手术切除范围。

(2)中晚期胃癌:常具有胃癌的典型表现,内镜诊断不难。通常按 Bormann 分型分为四型。

对癌前病变的监测随访是内镜检查及活检病理检查的重要内容之一。不典型增生和肠上皮化生是目前公认的癌前病变。组织学上不典型增生可分为隐窝型、腺瘤型、再生型、球型及囊性异型增生。目前国内外对胃黏膜上皮不典型增生程度的分级尚不统一,一般分为轻度、中度及重度三级,其中重度属于原位癌范畴。重度异型性增生与早期癌的区分不统一,造成临床上治疗的困难,如治疗不足或治疗过度。有鉴于此,西方国家的学者提出胃上皮内肿瘤(GIN)的诊断名称,它包括从癌前病变到早期癌变的各个阶段。又可分为两级:①低级上皮内瘤(LIN),包括轻度和中度异型性增生,未见癌变,此类病人的治疗可采取随访或内镜切除。②高级上皮内瘤(HIN),包括重度异型性增生及早期癌变(含原位癌、可疑浸润癌、黏膜内癌),临床治疗可采用内镜切除或手术切除。

3.内镜超声检查(EUS)　具有胃镜和实时超声检查两者的优点,对胃壁各层肿瘤浸润状况、邻近器官及淋巴结转移的诊断有独到之处。正常胃壁超声内镜图像分为 5 层结构,第 1～第 5 层分别为黏膜界面、黏膜层、黏膜下层、肌层和浆膜层,回声分别为高回声、低回声、高回声、低回声和高回声。第 4 层是划分早期胃癌和进展期胃癌的分界线。早期胃癌主要发现第 1、第 2、第 3 层管壁增厚、变薄或缺损等,进展期胃癌可发现不规则向胃腔内突出的较大肿块,或大面积局限性管壁增厚伴中央凹陷,1～3 层回声消失。EUS 对邻近器官浸润和淋巴结转移有较好的识别能力,特别适合内镜下发现病变,但反复活检并不适用于确诊为胃癌需术前进行分期以指导治疗方案者。如部分 Borrmann Ⅳ型胃癌(革囊胃),癌细胞弥漫性浸润胃壁,伴有大量纤维结缔组织增生,引起胃壁广泛硬化增厚,但很少在黏膜表面形成巨大溃疡或肿块。由于黏膜内癌细胞分布较少,即使在内镜直视下反复活检也不易获得阳性病理结果,此时行 EUS 检查常能明确诊断。

4.影像学检查

(1)X 线检查:气钡双重造影可提高早期胃癌检出率。为使适量充以钡剂和空气后的胃能扩张展平而显示微细的黏膜病变,可用山莨菪碱肌注以产生低张作用。早期胃癌在适当加压或双重对比下,隆起型常显示小的充盈缺损,表面粗糙不平,基底部较宽,附近黏膜增粗、紊乱;表浅型显示黏膜表面可见颗粒状增生或轻微盘状隆起;病变部位一般蠕动仍存在,但胃壁较正常略僵硬。凹陷型可见浅龛影,底部大多毛糙不齐,胃壁可较正常略僵硬,但蠕动及收缩仍存在;邻近黏膜可出现杵状中断,胃小区破坏消失,胃壁稍僵硬。进展期胃癌的 X 线表现较明确,主要征象有胃壁僵硬、蠕动消失、黏膜皱襞中断、充盈缺损,或出现位于胃腔轮廓内的龛影,边缘不整。Borrmann Ⅳ型癌还可出现胃腔明显缩小或呈革囊状。

(2)腹部 CT 检查:正常胃壁的厚度在 5mm 以下,胃窦部、胃体部稍厚,浆膜面光滑,收缩的胃窦均匀对称。胃癌主要表现为胃壁的增厚、肿块和局部胃壁的异常强化。多数为不规则的局限性增厚($>$1cm),但少数也可呈弥漫性向心性增厚,使胃腔狭窄。病变与正常胃壁分界不清,侵及浆膜层则外缘不光整。增厚的胃壁密度与肌肉相似,增强后有明显强化。肿瘤向腔内外生长可形成软组织肿块,可发现肿块内溃疡或坏死。胃周脂肪层消失提示肿瘤向外蔓延,并可显示大网膜、胰腺等周边脏器受累和淋巴结、肝转移情况。螺旋 CT 增强扫描对胃癌术前分期的准确性明显高于普通 CT。常规 CT 胃壁多显示为单层结构,螺旋 CT 增强扫描在胃适度充盈下,正常胃壁可呈现多层结构。增强扫描能明确显示不同病理组织学类型胃癌的强化特征及其血供特点,并且能提高胃癌术前 TNM 分期的准确性。

(3)磁共振成像(MRI)检查:MRI 具有多平面成像特点,可最大限度地减少部分容积效应的影响,从而更好地显示病灶与周围解剖结构的关系以判断有无直接侵犯,可较好地显示肿大淋巴结,转移灶及腹部脏器的侵犯。正常胃底有适量气体,衬托出胃壁内轮廓,胃底胃泡在 MRI 的 T1 加权及 T2 加权均呈低信号区。当胃泡变形时,常提示胃内有占位病变。典型的表现为胃壁明显增厚,内面高低不平,结节影向腔外突出,T1 呈低信号肿块影,胃壁外周围脂肪信号消失,T2 肿瘤信号强度增强明显。胃癌向周围浸润或转移的淋巴结常表现为异常软组织肿块,且增强后强化较差,与周围组织信号差异大,借此可与炎性浸润或反应性淋巴结肿大相鉴别。

（4）正电子发射断层扫描（PET）：用^{18}F标记的荧光去氧葡萄糖（^{18}F-FDG）注入体内,进入细胞参与糖代谢。由于恶性肿瘤细胞对葡萄糖的消耗大于正常组织,而肿瘤组织摄取^{18}F-FDG后又不能像降解葡萄糖那样正常代谢,故肿瘤细胞内^{18}F-FDG的聚集高于正常组织。对肿块的显示及判断胃癌浸润转移等优于其他方法。

四、鉴别诊断

凡有下列情况者,应高度警惕,并及时进行胃肠钡餐X线检查、胃镜和活组织病理检查,以明确诊断：①40岁以后出现中上腹不适或疼痛,无明显节律性并伴明显食欲不振和消瘦者。②胃溃疡患者,经严格内科治疗而症状仍无好转者。③慢性萎缩性胃炎伴有肠上皮化生及不典型增生,经内科治疗无效者。④X线检查提示胃息肉大于2cm者。⑤中年以上患者,出现不明原因贫血、消瘦和粪便隐血持续阳性者。

胃癌须与胃溃疡、胃息肉、良性肿瘤、肉瘤、胃内慢性炎症鉴别。有时尚需与胃皱襞肥厚、胃黏膜脱垂症、幽门肌肥厚和严重胃底静脉曲张等相鉴别。胃癌常可出现腹水,需与肝硬化腹水、结核性腹膜炎或其他脏器恶性肿瘤所致的腹水鉴别。胃癌远处转移引起其他脏器的症状皆需与这些脏器的其他疾病鉴别。

五、治疗

（一）胃癌的治疗原则

1.早期治疗　　早期发现,早期诊断,早期治疗是提高胃癌疗效的关键。

2.手术为主的综合治疗　　以手术为中心,开展化疗、放疗、中医中药和生物学等治疗,是改善胃癌预后的重要手段。目前胃癌根治术是唯一有效且有可能将胃癌治愈的方法,因此一旦确诊,便应力求根治,术后再根据病程分期、肿瘤的生物学特性和患者的全身情况,全面考虑辅助性综合治疗。

胃癌治疗方案的选择：①0期胃癌：原发灶2cm以下的黏膜内癌,行内镜下黏膜切除术（EMR）或内镜下吸附黏膜切除术（EAM）；原发灶2cm以上行胃癌根治性切除术。②Ⅰ期胃癌：Ⅰa期无淋巴结转移者行胃癌根治性切除术。③Ⅰb期有淋巴结转移者行胃癌根治性切除术＋化疗。④Ⅱ期胃癌可视为中期,根治性手术切除为主,术后常规辅以化疗、生物治疗。⑤Ⅲ期胃癌已经是进展期,手术以扩大根治性切除为主,术后更应强调化疗、放疗、中西医结合疗法等综合性疗法。⑥Ⅳ期胃癌属晚期,行姑息性胃大部切除术或全胃切除术,侵犯邻近器官者则行联合脏器切除术。对于不能切除的病例可施以减症手术,包括胃空肠吻合术、胃或空肠食管吻合术空肠造口术。对于Ⅳ期胃癌患者,无论手术与否,均应考虑化疗、放疗、免疫治疗及中西医结合治疗,以达到提高患者生存质量的目的。

(二)外科治疗

1.手术指征　对临床检查无明显远处转移征象、主要脏器无严重疾患、全身营养状况尚好、免疫功能尚佳、可以承担手术者均应首选手术治疗,以期达到根治或缓解症状、减轻痛苦的目的。外科手术以彻底根除、安全和保存功能为3个主要原则。年龄不应成为判断手术禁忌证的标准。但全身麻醉危险性高的病例如3个月内发生过心肌梗死、难以控制的心功能不全、高度肝硬化、有意识障碍的患者应为手术禁忌证。

2.手术分类　根治性切除术又称治愈性切除术,含内镜下黏膜切除术(EMR)、内镜下吸附黏膜切除术(EAM)、联合脏器切除术(Appleby手术);姑息性切除术又称非治愈性切除术;减症手术包括胃空肠吻合术、胃或空肠食管吻合术、空肠造口术等。

3.根治性手术　唯一有可能治愈胃癌的治疗方法。根据病灶情况和病期选择合理的手术方式,彻底切除原发灶及转移淋巴结,努力开展扩大根治和联合脏器切除是目前能达到治愈目的的基本要求和主要手段。

(1)以区域淋巴结清除范围为标准的根治术分类:

①D_0术:未全部清除第1站淋巴结的根治性切除术;

②D_1术:全部清除第1站淋巴结的根治性手术;

③D_2术:全部清除第1、第2站淋巴结的根治性手术;

④D_3术:全部清除第1、第2、第3站淋巴结的根治性手术;

⑤D_4术:全部清除第1、第2、第3、第4淋巴结的根治性手术。Ⅰa、Ⅰb期早期癌常考虑胃次全切除加上清扫第1站淋巴结(D_1术)。进展期癌应用最多的手术是胃大部或胃切除加上第1、第2站淋巴结清扫(D_2术)。

(2)原发灶切除范围的确定:胃切除范围主要由病灶距切缘的距离和淋巴结清扫范围两方面决定。早期胃癌和局限性的进展期胃癌要求切缘距病灶至少2cm,浸润型进展期癌需要至少5cm以上距离。胃远端和近端癌分别切除十二指肠和食管下端3～4cm,胃切缘1cm以内应无癌细胞残留,这是防止术后复发的重要因素。

4.腹腔镜手术　腹腔镜手术原来只做胆囊切除等良性病变。从1990年起试用于治疗胃癌,目前尚处于研究阶段,原则上用于无淋巴结转移可能性、切除局部病灶能根除的病例。多用于EMR不能确实保证完全性切除的早期癌。

手术方法有腹腔镜下胃楔状切除术（适用于前壁病变）和腹腔镜下胃内手术（黏膜切除，适用于后壁病变）。这两种方法都不能清扫淋巴结，切除标本有淋巴结转移的要追加开腹腔手术。现在由于腹腔镜器具的发展，腹腔镜下做远侧胃切除、全胃切除已有可能，但是腹腔镜下作 D_2 清除手术，技术上还有困难。

（三）内镜治疗

可根据病变性质、医院条件及患者意愿采用不同的方法。

1.内镜下黏膜切除术（EMR）　1984 年，多田报道某些早期胃癌可以使用内镜黏膜切除术治疗。EMR 方法是用内镜注射针向癌灶基底部注射生理盐水或 1：10000的肾上腺素盐水 5～10mL 使癌变黏膜隆起，再用圈套器直接或使用透明帽负压吸引后再套住隆起的癌灶，然后行高频电流切除病变，适用于直径小于 2cm 无淋巴结转移的早期癌。分化型癌即乳头状癌、高分化或中分化管状腺癌，如果是平坦凹陷型癌，应无溃疡。选择 2cm 的原因主要由于 EMR 术后存在残余肿瘤复发的危险，大量临床资料显示分化型癌向黏膜下层浸润较晚，小于 2cm 的基本上都无淋巴结转移。故 EMR 选择之前必须准确评估肿瘤浸润胃壁的深度，它的组织类型，肿瘤大小。不能满足以上条件的黏膜肿瘤，应采用外科手术方式。

2.内镜下消融术　适用于早期癌或引起狭窄晚期癌的姑息治疗，通过电凝、激光、微波等灼除肿瘤以减少肿瘤负荷、减轻梗阻症状。激光治疗主要适合那些年龄较大，有严重其他疾病的高危病人或拒绝手术治疗者，特别是早期胃癌可获得较好的疗效。方法有多种，如直接凝固、汽化或炭化、激光光动力学疗法、激光刺激疗法、激光温热疗法等，以 Nd：YAG 激光最为常用。也可内镜下借助食管静脉曲张套扎器，吸引病灶进行套扎治疗微小胃癌及原位癌和直径小于 1.5cm 的良性息肉。

3.内镜下光敏治疗　主要是利用血卟啉在光照下激活杀伤肿瘤的效应。常用氦-氖激光或铜蒸气染料激光作光照源。治疗前可采用皮肤划痕法先作血卟啉过敏试验，阴性者按 5mg/kg 剂量加入葡萄糖溶液 250mL 中静滴。于 24h，48h 及 72h 分别在内镜下对病灶进行激光照射，每点照射 15～20min。照射后肿瘤出现大片坏死，注意可出现出血甚至穿孔等并发症。照射后 1 周内禁食，4 周内避光。

4.内镜下注射药物　常用的药物为氟尿嘧啶（5-FU）及丝裂霉素（MMC）。一般先将 5-FU 500mg＋MMC 8mg 溶于 20mL 注射用水中稀释，内镜下根据瘤体大小多点注射，一般注射 10 点左右，每点 1～2mL。7～10d 注射 1 次，连续 3 次。亦可加注一些免疫调节剂，如肿瘤坏死因子、IL-2 及 OK-432 等。经内镜注射 95％乙醇，每点约 0.5mL，多点注射，可使肿瘤组织坏死，病灶缩小。

另外，对贲门及幽门部肿瘤出现梗阻者可在内镜下放置支架，重建通道。

（四）介入治疗

进展期胃癌可采用介入治疗,方法主要有动脉灌注化疗、胃动脉栓塞术、经皮动脉穿刺植入药盒术等。对于可根治切除的进展期胃癌外科术前、术后及不能根治切除的进展期胃癌患者,可选择相应的方法。动脉灌注化疗(TAI)是经股动脉穿刺送入导管,依据病变的不同部位分别选择至胃左动脉(贲门、胃体小弯侧),胃右动脉(胃体小弯侧、胃窦),胃网膜右动脉(胃窦),经动脉注入化疗药物。化疗方案多采用 FCM(5-FU＋CDDP＋MMC)、FAM(5-FU＋ADM＋MMC)等。胃动脉栓塞术(GAE)一般先行动脉化疗,然后将栓塞剂(多为超液化碘油)同化疗药物混合均匀在电视监视下缓慢经动脉注入,同时可联合明胶海绵细条栓塞动脉主干。连续长期动脉内化学治疗灌注术即经皮动脉穿刺植入药盒术,一般多为经锁骨下动脉或股动脉穿刺植入动脉化疗泵,导管头端置于肿瘤供血动脉内。经导管动脉栓塞术对肝脏等处的转移灶可采用经导管动脉栓塞术(TAE)。对肿瘤引起的消化道及胆道梗阻可采用金属内支架植入术。

（五）化学疗法

1.化学治疗的目的

(1)术前化疗:估计手术切除局部癌灶有困难者,可采用术前短程化疗,目的是使癌灶局限,有利于手术彻底切除,抑制癌细胞的生物活性,有利于减少术中播散,消灭亚临床癌灶,减低术后复发率。

(2)术中化疗:当手术中发现肿瘤已浸润至浆膜外或肉眼可判定有淋巴结转移、腹膜播散种植以及估计有残存癌灶时,术中化疗目的是消灭残存癌灶。

(3)术后化疗:进展期胃癌根治切除后,均应辅助化疗,手术不能发现的亚临床癌灶,是手术后复发的根源。辅助化疗的目的是防止复发与转移,提高 5 年生存率。

(4)晚期胃癌化疗:不能手术,姑息手术及术后复发的晚期患者,以化疗为主的药物治疗目的是控制原发灶与转移癌灶,争取消除病灶,缓解症状,改善生活质量,延长生存期。

2.化学治疗的适应证　早期胃癌根治术后原则上不辅助化疗,如有以下情况应酌情化疗:①病理类型恶性度高。②有脉管癌栓或淋巴结转移。③浅表广泛型早期胃癌面积大于 $5cm^2$;④多发癌灶。⑤青年胃癌患者(40 岁以下),有其中一项者可辅助单药化疗,癌灶浸润深至肌层以下的进展期胃癌术后采用联合化疗,晚期胃癌化疗应是主导措施,即以化学治疗为主的内科综合疗法。

3.化学治疗疗效判定标准 全国胃癌研究会化疗学组参照实体瘤客观疗效通用指标及国际化疗药判定疗效标准,制定进展期胃癌化疗效果判定标准:①显效:可测肿块完全消失,续发症消失,未出现新病变,效果持续超过 1 个月。②有效:肿块最大直径及其最大垂直直径的乘积缩小 50% 以上,或直径缩小 30% 以上,续发症未恶化,未出现新病变,疗效持续不少于 4 周。③不变:肿块之两个互相垂直的最大径乘积缩小不及 50%,或每径缩小不及 30%,病变增大但不超过原来的 25%,续发症未恶化,未出现新病变,持续 4 周以上。④恶化:两径乘积增大 25% 以上,续发症恶化,出现新病变。⑤缓解期:自出现疗效起,至复发或恶化时止。⑥治疗后生存时间:自治疗开始至死亡或末次随诊的时间。

4.化学治疗方案的选择与疗程

(1)单一药物只用于早期需化疗的患者,或不能承受联合化疗者,联合化疗指采用两种化学药物的方案,一般只采用 2~3 种联合,更多药物合用不一定能提高疗效,反而会增加药物的不良反应。

(2)联合用药采用细胞周期非特异性药物与细胞周期特异性药物联合,前者采用高剂量间歇给药,后者采用连续给药。

(3)不将不良反应相同的药物联合,不采用同类药物联合,以免不良反应叠加,增加毒性。

(4)首选化疗方案治疗失败后不能再重复原方案,换用补救治疗时应另选二线药物联合应用。

(5)早期胃癌单一用药术后辅助化疗 1 年,2~3 个疗程。进展期胃癌,术后辅助联合化疗,第 1 年 3 个疗程,第 2 年 2 个疗程。如采用短周期的联合化疗,以 3 个周期为一疗程计算。

5.化学治疗给药原则 化疗方案的根本宗旨是既要延长患者的生存期,又要改善其生活质量。给药量和方法要结合患者状态,根据个体差异做出调整。全身情况较好者,为尽可能治愈而采取积极态度;对全身情况较差者,则考虑不良反应较小的方案,不增加患者的病痛,而又能使肿瘤保持不发展状态。此外还要考虑有无并发症来选择化疗药物,如糖尿病、心脏病慎用阿霉素及其衍生物多柔比星,肺疾病慎用博来霉素、丝裂霉素 C,肾病则慎用顺铂和丝裂霉素 C。还要估计到化疗后肿瘤坏死可引起胃大出血或穿孔,肝肾功损害,造血系统抑制等可能的不良反应。

6.胃癌的联合化疗 胃癌细胞对化疗药物相对较不敏感,单药化疗很难达到完全缓解;理论上讲一个好的化疗方案应使有效率达到 50% 以上,完全缓解率

10%以上；因此联合化疗应按照胃癌的细胞动力学和不同药物的作用特点设计方案，以使其产生最大协同作用，减低不良反应，并避免或延缓癌细胞耐药性的发生。

晚期胃癌化疗方案设计常分两类：①以 5-FU 或其衍生物为主的联合方案，仍占大多数。②以 ADM 或 DDP 为主的方案，排除了 5-FU 或其衍生物为主的联合方案。联合用药中加入生化调节剂，如 CF/5-FU 协同。CF（醛氢叶酸，亚叶酸钙）本身无细胞毒作用，为生化调节剂，在肿瘤细胞内与 5-FU 活化物脱氧氟尿苷酸及胸苷酸合成酶结成三联复合物，从而增强阻止尿苷酸向胸苷酸的转化，最终影响 DNA 合成。CF 采用 200mg/m² ，先于 5-FU 静点，以后 5-FU 推注，增大 CF 剂量不一定更提高疗效，且不良反应增加。

（1）国内常用方案：

MFC 方案：MMC 10～20mg，第 1 天静脉推注；5-FU 750～1000mg，第 8～第 10 天静脉滴注；Arab-C 100mg，第 1 天静脉滴注。每 4 周重复一次，共 6 个周期，此方案除轻中度骨髓抑制外无严重的不良反应。

FM 方案：5-FU 750mg，第 1～第 5 天滴注；MMC 8～10mg，第 1 天静脉推注；每 4 周重复一次，共用 4～6 个周期，有效率达到 47%。

FAM 方案：5-FU 600mg 第 1、第 2、第 5、第 6 天静脉滴注；ADM 30mg/m² 第 1、第 5 天静脉推注；MMC 8～10mg，第 1 天静脉推注。每 2 个月重复，有效率 21%～55%，以表阿霉素替代 ADM，即 FEM，EPI 用量为 50～90mg/m²。

UFTM 方案：UFT 2～3 片/次，口服，3/d；MMC 6mg/m² 静脉推注，每周 1 次，共 6 次，UFT 总量 30g。

FAB 方案：5-FU 600mg/m²，第 1、第 2、第 5 天静脉推注；ADM 30mg/m²，第 1、第 5 天静脉推注；BCNU 100mg/m²，第 1 天静脉滴注、推注。

FAP 方案：5-FU 600mg/m²，第 1 天静脉推注；ADM 30mg/m²，第 1 天静脉推注；CDDP 20mg/m² 第 1～第 5 天静脉滴注。每 3 周为一疗程，重复使用 3～4 次。

（2）国外常用化疗方案：20 世纪 80 年代末，德国胃癌研究所推出两个新的化疗方案，即 EAP 方案［依托泊苷（Vp-16）、多季比星、顺铂］和 ELF 方案［依托泊苷（Vp-16）、甲酰四氢叶酸、氟尿嘧啶］；欧美国家进一步的临床应用表明 EAP 方案对中晚期胃癌疗效显著。ELF 方案不良反应轻微，尤其适用于高龄或体质较差的胃癌患者。

EAP：ADM：20mg/m²，静注，第 1、第 7 天；

　　　Vp-16：120mg/m² 第 4、第 5、第 6 天；

　　　DDP：40mg/m²，静点，第 2、第 8 天。

60 岁以上者 Vp-16 100mg/m²，Vp-16 加入 0.9% NaCl 500mL 静点 1.5h。

DDP 使用程序：①0.9% NaCl 1000mL 静点 2h。②10%甘露醇 125mL 静注；③DDP加入 0.9% NaCl 2000mL 静点 2h。④0.9% NaCl 1000mL 静点 1h。⑤当尿量少于 150mL 时，呋塞米 40mg 静注。

ELF 方案：

Vp-16：120mg/m²，静点，第 1～第 3 天；

CF：200mg/m²，静注，第 1～第 3 天；

5-FU：500mg/m²，静点，弟 1～第 3 天；

每 3～4 周为一周期，重复 3 周期为一个疗程。

ELFP 于第 1 天加 DDP，60mg/m²，静点。

FAMTX 方案

HD-MTX：1500mg/m²，静点，第 1 天；

HD-5-FU：1500mg/m²，静点，第 1 天（MTX 注 1h 后开始）；

ADM：30mg/m²，静注，第 15 天；

CF：15mg/m²，口服，每 6h，第 2～第 4 天。

每 4 周为一个周期，2 周期为一个疗程。

MFC 方案

MMC：10～20mg，静注，第 1 天；

5-FU：750～1000mg，静点，第 1～第 5 天；

Ara-c：50～100mg，静点，第 8～第 10 天；

每 4 周为一个周期，2 周期为一个疗程。

联合化疗方案用于晚期胃癌，也用于根治切除术后辅助化疗，作为辅助化疗时，选择方案应根据患者状况、肿瘤生物学特性和病期而定，不区别对待只采用一种方案并非上策。

7.胃癌的手术辅助化疗

（1）术前化疗：对进展期胃癌术前化学治疗称为新辅助化疗，以区别术后辅助化疗。给药途径可全身（静脉、口服、直肠），局部（动脉内镜下注药、腹腔）。多采用静脉给药法，化疗周期短，一般不超过 2 周。采用联合化疗方案一周期，如 FAM、EAP、FAMTX、ELFP 等。口服给药采用 CF/5-FU 或 5-FU 衍生物 UFT、FTL 等。动脉给药使用 5-FU、MMC、MTX、VLB 等，于术前 7～10d 内给 3～5 次。也可采用术前 10d 内经内镜给药或腹腔内给药，多用联合化疗。

（2）术中化疗：进展期胃癌术中发现癌灶已浸出浆膜面，有淋巴结转移及腹膜播散,术中局部用药可使高浓度化学药物直接杀伤残留癌细胞,防止扩散。

(3)术后化疗:术后辅助化疗主张早期开始,一般在术后第3周进行。进展期根治术后均采用联合化疗,对于辅助化疗的作用仍有争议。

(4)针对浆膜侵犯与腹膜种植性转移:近年研究采用术后早期腹腔内化疗,术中留置Tenckhoff管,术后第1日37℃生理盐水灌洗,清除残留血液与组织碎片,然后将化疗药(常用ADM、EPI、5-FU、MMC、DDP)溶于灌液中,预热37℃,注液量1~2L,15~30min灌入,保留12~24h更换1次,3~7d为一个疗程。本技术局部药物作用时间长、浓度高,血浆浓度相对较低,全身不良反应轻,不增加术后并发症与病死率,远期随访明显减少腹膜复发。并发症有肠麻痹,吻合口瘘与原发性腹膜炎。

(六)内镜治疗

早期胃癌患者如有全身性疾病不宜手术切除可采用内镜治疗术。内镜下黏膜切除早期黏膜层胃癌在日本完全切除率可达50%~80%,直径小于2cm的黏膜层胃癌,几乎无淋巴结转移,是内镜治疗的最佳适应证。此外,通过内镜应用电灼、激光、微波、注射无水乙醇以及剥离活检切除术等方法亦可取得一定效果。进展期胃癌可通过内镜局部注射免疫增强剂,溶血性链球菌SK(OK-432)及抗癌药物取得一定效果。贲门部胃癌吞咽困难者可在内镜下放置内支架。

(七)放射治疗

据报道,术前放疗可使手术切除率提高10%~14%;术中放疗近年在日本开展较多,认为能延长Ⅱ期、Ⅲ期胃癌生存率,但需进一步研究验证。术后辅助放疗是否有助于提高患者生存率的意见并不统一,但可使局部复发率减少。2001年大规模临床试验证实,术后辅助放疗合并5-FU+LV化疗者较单纯手术者明显提高3年无病生存期。

(八)生物治疗

过继免疫治疗,如应用干扰素、白细胞介素-2、肿瘤坏死因子、LAK细胞、TIL细胞、肿瘤疫苗等能提高患者对肿瘤的免疫能力。其他非特异性免疫增强剂如香菇多糖、云芝多糖、OK-432、PSK等作为辅助治疗。胃癌的基因疗法有望在将来成为防治癌的有力武器。

(九)综合治疗

上述各种治疗方法综合应用可提高疗效,如化疗和手术,放疗和手术,以及化疗和放疗联合应用等。在抗癌治疗中,必须十分注意对患者的支持治疗,如心理支持、补充营养、纠正贫血、调整酸碱平衡、预防感染、镇痛、止血等。

六、预后

取决于肿瘤的部位与范围、组织类型、浸润胃壁的深度、转移情况、宿主反应、手术方式等。女性较男性预后要好，远端胃癌较近端胃癌的预后要好。1985—1996 年全世界胃癌总的 5 年和 10 年生存率分别为 28％和 20％。5 年生存率：Ⅰ期胃癌术后可达 90％以上，Ⅱ期胃癌 70％左右，Ⅲ期胃癌 25％～50％，Ⅳ胃癌小于 16％。

第三章 肠道疾病

第一节 十二指肠炎

一、概述

十二指肠炎是指由各种病因引起的十二指肠黏膜的炎症性改变。由于纤维胃十二指肠镜检查的临床应用对十二指肠炎的诊断日趋增多,国外报道其内镜检出率可达 6%～41%,国内报道为 2.2%～30.3%。发病多在十二指肠球部,男女比例约为4∶1,患者年龄以青壮年居多(占 80%以上)。

临床上将十二指肠炎分为急性和慢性两类。急性十二指肠炎通常为急性胃肠炎的组成部分,急性食物中毒时细菌及其毒素,大量饮用烈性酒、浓茶、咖啡及服用非甾体类解热镇痛药等造成十二指肠黏膜的急性损害,这些因素都是引起急性十二指肠炎的重要病因。

慢性十二指肠炎又分为原发性和继发性,继发性十二指肠炎与胃、肝、胆、胰、肾等疾病及应激、药物等因素有关。原发性十二指肠炎是一种独立疾病,病因尚不十分清楚,可能与下列疾病有关。

1.高胃酸 高胃酸分泌导致十二指肠酸负荷增加,可能是原发性十二指肠炎的病因之一。

2.幽门螺杆菌(Hp)感染 Hp 感染与十二指肠炎的关系日益受到重视。十二指肠炎的 Hp 感染率尚无确切的统计学资料,国内有报道十二指肠炎患者 Hp 检出率约为 53.1%。

3.十二指肠邻近脏器的病变 在慢性胆囊炎、慢性肝炎、慢性胰腺炎等疾病的患者,十二指肠炎的发病率高,门脉高压症患者十二指肠炎发生率也比普通人群高出数倍。

十二指肠炎病理表现为充血、水肿、糜烂、出血、绒毛变平或增厚。显微镜下见黏膜层及黏膜下层有淋巴细胞、浆细胞等单核细胞浸润,有时可见淋巴样增殖和嗜酸性细胞浸润,急性期或病变活动时伴有多形核粒细胞浸润。浅表性十二指肠炎的病理表现有胃绒毛变短、圆钝,刷状缘变薄以致消失;间质型炎症累及黏膜肌层的腺隐窝甚至整个固有层;萎缩型十二指肠炎则常有重度上皮细胞退行性变,肠腺减少甚至消失,有时被覆上皮被化生的胃上皮部分或全部取代。

二、诊断

(一)临床表现

本病无特异性症状和体征。常见症状为上腹痛、反酸、嗳气、恶心、呕吐等,与其他消化系统疾病如消化性溃疡、慢性胃炎等不易鉴别。部分患者可表现为上腹饥饿性疼痛、夜间痛,进食或服用制酸药可缓解,症状的规律与十二指肠溃疡无异。也有部分患者无任何症状。少数患者可发生上消化道大出血及十二指肠排空障碍等。继发性十二指肠炎常有相应疾病的症状和体征。

(二)诊断依据

根据病史、临床症状、体征,主要结合纤维胃十二指肠镜检查和直视下取活组织病理检查可以确诊。其镜检特征为黏膜有点片状充血或苍白、红白相间,水肿,点片状糜烂、出血,颗粒状或结节状隆起,皱襞粗大,紊乱,血管显露等。镜下活检病理组织学特点主要是炎性细胞渗出,其中多数为中性粒细胞。十二指肠黏膜呈现胃黏膜表层上皮细胞,严重者绒毛变扁平。辅助检查可以有胃液分析、十二指肠液分析、X线钡餐造影检查。

三、鉴别诊断

需与慢性胃炎、消化性溃疡,尤其是十二指肠溃疡相鉴别。内镜检查是最好的鉴别方法,并应进行 B 超等影像学检查,以了解有无并存的肝胆疾病。

四、治疗

急性十二指肠炎按急性胃炎治疗。慢性继发性十二指肠炎主要治疗原发病及对症治疗。慢性原发性十二指肠炎的治疗原则与十二指肠溃疡大致相同,主要原则为降低酸负荷,保护十二指肠黏膜,预防并发症。对 Hp 的根除可提高治愈率、降低复发率。

1.抗酸剂　其作用机制为中和胃酸,提高胃内 pH 值,降低十二指肠内酸负荷,减轻胃酸对十二指肠黏膜的刺激,如达喜片等。

2.抑酸剂　常用的有质子泵抑制剂、H_2 受体拮抗剂,抗胆碱能有时也可应用。

质子泵抑制剂主要抑制 H^+-K^+-ATP 酶活性,阻断胃酸分泌的最后通道,从而强烈地抑制胃酸分泌,常用的有奥美拉唑、达克普隆、雷贝拉唑等。H_2 受体拮抗剂可与组胺争夺壁细胞上的 H_2 受体,拮抗组胺对壁细胞的刺激,抑制胃酸的分泌。常用的有雷尼替丁或法莫替丁等。抗胆碱能药能抑制迷走神经,阻断胆碱能受体而减少胃酸分泌。但此类药物可延缓胃排空,抑制胃蠕动,同时有升高眼压和抑制排尿等不良反应而在临床上应用不多。

3.保护十二指肠黏膜　常用药物有铋剂、前列腺素 E、瑞巴派特等。铋剂在酸性环境下可与蛋白质络合,形成一层保护膜,并可促进胃上皮分泌黏液和 HCO_3^- 分泌,加强胃黏膜屏障。瑞巴派特既能增加胃黏液前列腺素的分泌和增加胃液量,又能抑制自由基对黏膜的损伤作用。

4.抗 Hp 治疗　根除 Hp 不仅可以促进炎症愈合,提高治愈率,减少并发症,而且显著降低复发率。目前根除 Hp 的方案有好几种,主要为含铋剂三联疗法、含质子泵抑制剂三联疗法以及含雷尼替丁胶体铋三联疗法。含铋剂三联疗法主要药物为胶体次枸橼酸铋 480mg/d＋甲硝唑 1.2g/d＋阿莫西林 2g/d。此方案根除率在 80％以上,价格合理,缺点是不良反应多,有伪膜性肠炎等严重不良反应的个案报道。含质子泵抑制剂三联疗法的主要药物是质子泵抑制剂如奥美拉唑 40mg/d 或兰索拉唑 60mg/d＋克拉霉素 1g/d＋阿莫西林 2g/d。本方案疗效好,根除率在 85％以上,症状缓解快,但价格较高。含雷尼替丁胶体铋三联疗法主要药物雷尼替丁胶体铋 400mg/d＋克拉霉素 1g/d＋甲硝唑 1.2g/d 或阿莫西林 2g/d,Hp 根除率可达 85％以上,不良反应甚少。

第二节　短肠综合征

一、概述

短肠综合征是由于不同原因造成小肠吸收面积减少,引起水、电解质和营养物质吸收障碍,出现腹泻、体重下降、进行性营养不良等的临床综合征,严重者可危及患者生命。其严重程度与保留肠管的长度、部位及患者的年龄等因素有关。

小肠因反复发作性疾病,如克罗恩病或反复发作的肠梗阻、肠外瘘而多次被切除所致,也可因血管疾病如肠系膜血管发生梗死,肠扭转,或是外伤性血管破裂、中断,大量小肠因缺血坏死而被切除。

食物的消化、吸收过程几乎均在小肠内进行,其中某些营养成分的吸收有其特定部位,如铁、钙主要在空肠吸收,而胆盐、胆固醇、维生素 B_{12} 等则是在回肠吸收。当该段小肠被切除,则相应成分的营养物质的吸收就会受到明显影响。回盲瓣在消化、吸收过程中具有很重要的作用,既可延缓食糜进入结肠的速度,使其在小肠内的消化、吸收更完全,又能阻止结肠内细菌的反流,保持小肠内的正常内环境。正常人的小肠长度长短不一,个体差异较大,但任何个体的肠吸收能力均远超过正常的生理需要。因此,当50%小肠被切除后可不出现短肠综合征。但若残留小肠少于100cm,则必定会产生不同程度的消化和吸收功能不良。小肠越短,症状就越重。切除回肠后引起的营养障碍比切除空肠更明显。如同时切除了回盲瓣,则功能障碍更严重。

短肠综合征者残留小肠的代偿改变表现为小肠黏膜高度增生,绒毛变长、肥大,肠腺陷凹加深,肠管增粗、延长,使吸收面积及吸收能力增加。食物的直接刺激可使小肠代偿性增生。代偿期约需 1～2 年,可望有半数患者完全得到代偿,恢复饮食并维持正常营养状态。

短肠综合征的主要临床表现为早期的腹泻和后期的严重营养障碍。早期的症状是不同程度的水样腹泻,多数患者并不十分严重,少数患者每天排出水量可达 2.5～5.0L,可引起脱水、血容量下降、电解质紊乱及酸碱平衡失调。数天后腹泻次数逐渐减少,生命体征稳定,胃肠动力开始恢复,但消化吸收功能极差。若无特殊辅助营养支持治疗措施,患者则会逐渐出现营养不良症状,包括体重减轻、疲乏、肌萎缩、贫血和低清蛋白血症等。短肠综合征者促胰液素、促胆囊收缩素及肠抑胃素的分泌均减少,而幽门部胃泌素细胞有增生现象,以致约 40%～50% 患者有胃酸分泌亢进。这不仅可使腹泻加重,消化功能进一步恶化,还可能并发吻合口溃疡。由于胆盐吸收障碍,影响肠肝循环,胆汁中胆盐浓度下降,加之上述肠激素分泌减少使胆囊收缩变弱,易发生胆囊结石(比正常人高 3～4 倍)。钙、镁缺乏可使神经、肌肉兴奋性增强和手足搐搦。由于草酸盐在肠道吸收增加,尿中草酸盐过多而易形成泌尿系结石。长期缺钙还可引起骨质疏松。长期营养不良,可恶化导致多器官功能衰竭。

二、诊断

本病的诊断主要依靠病史和临床表现。

1.病史　患者患有使小肠吸收面积减少的疾病,如某些肠炎、小肠肿瘤、小肠瘘、小肠多发性狭窄等,有大段小肠被切除手术史。

2.短肠综合征的症状　一般可分为三期。

第一期：术后数天到数周。此阶段患者表现为大量腹泻，大量丢失体液及电解质。残留的肠道不但不能吸收水与营养，反而丧失了胃、胆道、胰腺正常生理分泌的液体。每天的腹泻量可达 2～5L，稀便中含钾量可达 20mmol/L，因此出现水、电解质、酸碱紊乱。

第二期：术后数周到 1 年，患者腹泻减轻。小肠的功能开始代偿，吸收功能增强，肠液的丧失逐渐减少，肠黏膜出现增生。此阶段患者仍有营养不良的表现，如体重下降、肌肉萎缩、水肿、低钙、低钾、低镁，以及由维生素 B_1 缺乏引起的末梢神经炎、维生素 B_{12} 缺乏和缺铁引起的贫血等。

第三期：一般是在术后 1～2 年左右。此时剩余的小肠达到适应的高潮，消化吸收可好转。代谢平衡，患者体重有所增加，但是血钙、血镁、血清胆固醇、白蛋白仍稳定在相当低水平。胃酸的持续高分泌，可能产生消化性溃疡。少数患者发生肠功能衰竭。

3.体格检查　患者有营养不良表现，如体重下降、肌肉萎缩、水肿、低钙性手足抽搐等。

三、治疗

1.非手术处理可分为急性期、代偿期和恢复期三期

（1）急性期：持续至少 4～8 周。治疗目的在于稳定患者病情，治疗措施包括液体复苏、促进创伤愈合和早期营养支持，重点为维持水、电解质平衡，减少胃肠道的分泌及胆汁的刺激。根据生命体征（血压、脉率、呼吸率）、动脉血气分析及血电解质（钾、钠、氯、钙、镁及磷）测定结果，确定静脉补充晶、胶体溶液量及电解质量。若有代谢性酸中毒，应以 5％碳酸氢钠溶液纠正之。还要注意预防高血糖及高渗性脱水等并发症。

待患者循环、呼吸等生命体征稳定后（约 3～5d），则应尽早开始全肠外营养（TPN）支持，以补充患者所必需的营养物质，在此期过早地进食不但不能吸收，还会加重腹泻及内环境的紊乱，恶化病情。饮食应该由高能量低脂成分组成，包括能量物质（葡萄糖、脂肪乳剂）、蛋白质合成的原料（复方氨基酸溶液）、各种电解质及维生素、矿物质和微量元素，尤其注意补充钠、镁、锌、铁、维生素 B_{12} 和脂溶性维生素。腔静脉置管在早期治疗中是一项重要的治疗措施，它不但能为患者提供肠外营养，而且是一条补充大量液体、电解质的通途，应视为短肠综合征早期治疗中的一项有价值的措施。可以认为，肠外营养的应用改变了短肠综合征总的治疗效果。

另一方面处理着重在控制腹泻，应用组胺 H_2 受体拮抗剂或是质子泵阻断剂、

离子交换剂、肠蠕动抑制剂以及生长抑素等,以减少胃肠液、胆汁等的分泌刺激胃肠道的蠕动。此期尚需持续用广谱抗生素 1 周以预防全身感染和肠道细菌移位。

(2)代偿期:需要 1～2 年。逐渐加强营养支持以诱导肠道发生最大限度的代偿,并防止严重并发症发生。此阶段可由静脉营养改为肠内营养,以促进剩余肠段的适应能力,并预防胰腺和肠的萎缩,肠内营养对促进肠黏膜代偿的作用优于肠外营养。早期给予肠内营养应该坚持慢速、少量、逐渐增加的原则,可从少量、等渗、易吸收的肠内营养制剂开始,再随患者适应、吸收的情况逐渐增加。通常是先给予含简单氨基酸和短链多肽的要素膳食,膳食中添加可溶性膳食纤维,延缓小肠运行时间,逐渐过渡到高蛋白、高糖、低脂肪和低乳糖饮食,直至普通膳食。肌内注射维生素 B_{12}、维生素 K 和叶酸,适当补充碳酸氢钠。经口补充钙,出现抽搐时经静脉补充。开始进固体食物时,应在进固体食物 1h 后饮用等渗液体和服用乳糖酶 1～5mg,以改善营养物质吸收。若查出高草酸尿症者,宜采用低草酸食谱,限制进食水果和蔬菜量,服用胆酪胺和钙剂可减少饮食中草酸盐的吸收,预防泌尿系草酸盐结石的形成。纠正低镁血症时,硫酸镁只能肌注,如口服硫酸镁反而加重腹泻。当患者能耐受肠内营养,而且营养状态在逐渐改善,可逐渐减少肠外营养,直至全部应用肠内营养。

在应用肠内营养时,患者可能有腹泻的现象,排便次数每天超过 3 次时定为腹泻,可酌情给予肠动力抑制药如洛哌丁胺(易蒙停)、苯乙哌啶(地芬诺酯)或与含有阿托品的复方苯乙哌啶等,口服考来烯胺可消除胆盐对结肠的刺激,也能减轻腹泻,现在很少用鸦片制剂。

由肠内营养过渡到日常饮食同样需循序渐进,肠内营养制剂逐渐减量,日常膳食逐渐增加,直至完全食用普通膳食,但不可急于求成。有些患者的消化、吸收功能代偿不完全,不能完全停用肠内营养制剂,而是以其中一种为主,另一种为辅,依患者小肠代偿的情况而定。肠道代偿至能耐受肠道营养而不需肠外营养的时间大致是 3～6 个月,也可能需要更长的时间。但如果残留小肠仅为 0～30cm,其中相当多的患者最终仍难以代偿,以致单靠经口摄食无法维持正常的营养状态,必须长期依赖肠外营养的支持。这种长期肠外营养支持常可在患者家中实施,患者及其家属需先接受培训,掌握无菌术及营养液配制技术。

(3)恢复期:须根据营养缺乏程度和性质进行长期的个体化营养康复治疗。肠康复治疗为了促进肠功能代偿,使更多的患者摆脱肠外营养。1995 年有学者提出,在营养支持的基础上增用生长激素(重组人生长激素)、谷氨酰胺与膳食纤维。生长激素能促进肠黏膜细胞的增长,加强肠道对水及电解质的吸收,促进蛋白质合成,改善患者术后负氮平衡;谷氨酰胺是肠黏膜细胞等生长迅速细胞的主要能量物质,可促进肠黏膜细胞增生,增强小肠及结肠细胞活性,减少肠内细菌及内毒素易位;膳食纤维经肠内细菌酵解后,能产生乙酸、丙酸和丁酸等短链脂肪酸,不仅可提供能量,而且能促进结肠黏膜细胞生长。因此,这一组合可促进肠黏膜功能的代偿。

2.手术治疗　如经严格的内科治疗,腹泻仍不能控制,营养恶化,威胁生命者,可考虑手术治疗。

(1)间置逆蠕动肠段术:利用逆蠕动肠段产生的反方向蠕动,可延长食物在肠道内停留时间,有利于充分的消化吸收。手术方法是将残留小肠远侧的一段长度为成人10cm、儿童约3cm的肠管切断,并注意保护该段肠管血运,倒转后再行上下对端吻合。注意过长可造成梗阻,并勿使系膜血管扭曲受压。

(2)重构回盲瓣:在残留小肠远端做成肠套叠式瓣膜,延缓肠管排空时间,用于回盲瓣被切除的患者,临床使用有限,仅部分病例有效。

(3)结肠间置术:顺蠕动结肠间置在近端,使营养素进入远段小肠的速度减慢,逆蠕动结肠间置是在小肠的远端,可延迟小肠排空时间。

(4)循环肠祥成形术:将残肠按顺向做成环形祥,使食物在肠管内重复循环数次,以增加肠道的吸收。

上述方法中,间置逆蠕动肠段手术方式易行,试用者较多。但有学者认为此手术不符合生理,是人工造成慢性肠梗阻。时间稍长,上段肠段扩张,肠壁增厚,且有慢性炎症,食糜贮留的时间过长易诱发细菌繁殖,食糜腐败、发酵,从而产生毒素,导致患者产生一系列症状,如腹痛、腹胀、恶心、呕吐、低热等。通常认为术前一般须观察6～12个月,以明确有无手术指征,同时应该严格控制适应证,谨慎选择术式,任何不适宜的手术不但不能起到治疗作用,反可加重病情甚至带来新的并发症。

3.小肠移植　近年来肠移植正在深入研究,南京军区总医院于1994年成功施行了国内首例全小肠移植。小肠移植虽被认为是短肠综合征最彻底的治疗方法,本身操作不复杂,手术成功率较高,但由于小肠及其系膜含有大量的淋巴组织,移植后出现严重的免疫排斥与移植物抗宿主(GVHD)反应;肠腔内含有大量细菌,导致移植后出现肠道菌群易位和难以控制的全身感染,严重威胁移植受体的生存;肠功能差而且恢复缓慢,其成功率远远不及其他实质器官移植高,因此目前还无法广泛用于临床。

虽然目前小肠移植尚存在诸多难点,但从长远看,免疫抑制剂、抗生素的研发进展以及移植技术和术后管理水平的提高,会大大促进这一治疗手段的发展。

第三节　细菌性痢疾

一、概述

细菌性痢疾是由志贺菌引起的常见急性肠道传染病，以结肠黏膜化脓性溃疡性炎症为主要改变，以发热、腹泻、腹痛、里急后重、黏液脓血便为主要表现，可伴全身毒血症症状，严重者可有感染性休克和（或）中毒性脑病。

细菌性痢疾的传染源为菌痢病人和带菌者，其中非典型病人、慢性病人及带菌者在流行病学上的意义更大。菌痢主要通过消化道传播，病原菌随病人粪便排出后污染食物、水、生活用品或经手、口使人感染。此外，还可通过苍蝇污染食物而传播，在流行季节可因进食污染食物或饮用粪便污染的水而引起食物型或水型的暴发流行。本病全年均可发生，但夏秋季多发，发病年龄分布有两个高峰，第一个高峰为学龄前儿童，特别是 3 岁以下儿童，可能与周岁以后的儿童食物种类增多、活动范围扩大、接触病原体机会增加有关。第二个高峰为青壮年期（20～40 岁），可能和工作中接触机会多有关。营养不良、暴饮暴食等足以降低机体抵抗力的因素均有利于菌痢的发生。人对痢疾杆菌普遍易感，病后可获得一定的免疫力，但短暂而不稳定，且不同菌群及血清型之间无交叉免疫，因此易复发和重复感染。

目前认为细菌性痢疾主要是由志贺菌引发，志贺菌又称痢疾杆菌，属志贺菌属，是革兰阴性兼性菌。该菌有菌体（O）抗原、荚膜（K）抗原和菌毛抗原，其有群与型的特异性。分为四群及 47 个血清型。A 群：痢疾志贺菌；B 群：福氏志贺菌；C 群：鲍氏志贺菌；D 群：宋内志贺菌。A 群致病强烈而迅速，通常见于极度贫穷的地区。B 群和 D 群是痢疾的主要流行菌型，C 群主要见于印度，其他国家出现 C 群的感染，通常见于输入病例。目前以脉冲场凝胶电泳（PFGE）为代表的志贺菌分子分型技术已经成为世界各实验室的主要分型方法。所有的痢疾杆菌均能释放内毒素及细胞毒素（外毒素）。志贺菌尚可产生神经毒素。

我国志贺菌的菌型分布主要以福氏志贺菌为主，国内资料显示约占 52.63%～98.71%。其次为宋内志贺菌。也有地区报道近年来宋内志贺菌的发病呈上升趋势。

细菌性痢疾在肠道的病变主要分布于结肠，以直肠、乙状结肠等部位最显著，但升结肠、回肠下端也不少见。急性期的病理变化为弥漫性纤维蛋白渗出性炎症，肠黏膜弥漫性充血、水肿，分泌大量渗出物，间有微小脓肿。坏死组织脱落形成溃疡,溃疡深浅不一,但限于黏膜下层,故肠穿孔和肠出血少见。发病后约1周,人体产生抗体,溃疡渐愈合。毒素也可引起内脏病变,表现为肝、肾小管、心肌、脑细胞变性。中毒性菌痢的结肠病变很轻,但显著的病变为全身小动脉痉挛和渗出性增加,脑干出现神经变性、浸润和点状出血。肾上腺皮质萎缩和出血。慢性病人肠壁增厚,溃疡边缘有息肉状增生,愈合后形成瘢痕,导致肠腔狭窄。

二、诊断

(一)临床表现

临床分为急性和慢性两种。

1.急性细菌性痢疾　　急性细菌性痢疾分为普通型、轻型和中毒型。

(1)普通型:潜伏期为半天至7d。突然起病,畏冷发热,体温常在38℃以上,同时,或1d以后出现腹痛、腹泻,初为脐周或全腹痛,后转为左下腹绞痛,便后可缓解。每日大便10余次,初为稀水便、糊样便,后转为黏液便、脓血便,每次量少,伴明显里急后重,便次频数,数分钟大便一次。其他尚有精神、食欲不振,恶心,呕吐等。

(2)轻型(非典型):全身毒血症状和肠道表现较轻,腹痛不著,腹泻次数每日不超过10次,大便糊状或水样,含少量黏液,里急后重感不明显,可有呕吐,病程3～6d,易被误诊为肠炎或结肠炎。本病有自愈倾向,病程7～14d。若不经有效抗菌治疗,部分病例可转为中毒型菌痢,或出现严重并发症,或转为慢性菌痢。主要并发症有脱水、酸中毒及电解质紊乱、营养不良、反应性关节炎、中毒性心肌炎、败血症等。便次为每日数次,稀便,有黏液无脓血;轻微腹痛,无里急后重。

(3)中毒型:体质较好的儿童多见,起病急骤,以严重毒血症症状、休克和(或)中毒性脑病为主要临床表现;肠道症状轻微甚至开始无腹痛及腹泻症状,常需直肠拭子和生理盐水灌肠采集大便,经检查发现脓血便,发病后24h内可出现腹泻及黏液脓血便。按照其临床表现可分为:①休克型(周围循环衰竭型):出现感染性休克的表现,如面色苍白、皮肤花纹、口唇青紫、四肢厥冷、发绀等;早期血压正常,亦可降低甚至测不到,脉搏细速甚至触不到;可伴有少尿、无尿及轻重不等的意识障碍。在老年人中毒型菌痢中,女性多于男性,以休克型为主。一般休克患者神志清楚,但老年人中毒型菌痢常有神志改变,有时表现为突然昏倒、神态模糊、谵妄、极度烦躁不安、精神萎靡。判断血压是否正常,必须结合原有血压水平、全身状态及休克的其他指标综合考虑,而不能以12kPa(90mmHg)为低血压。在休克期及休克纠正24h内,易并发心肌梗死。如不注意,虽中毒型菌痢抢救成功,但患者却死于心肌梗死。②脑型(呼吸衰竭型)：患者可出现严重的脑症状,烦躁不安、嗜睡、昏迷及抽搐,严重者可出现瞳孔大小不等等脑疝的表现,亦可出现呼吸深浅不均、节律不等,可呈叹息样呼吸,最后减慢以致停顿。此型较严重,病死率高。③混合型:兼具以上两型的表现,最为凶险,病死率很高。

2.慢性细菌性痢疾　急性期未及时诊断、抗菌治疗不彻底、耐药菌株感染、患者原有营养不良及免疫功能低下或原有慢性疾病如胃肠道疾病、慢性胆囊炎或肠寄生虫病,也包括福氏菌感染均可能导致急性菌痢病程迁延,超过2个月病情未愈者即为慢性菌痢。在临床上可分为以下几型:①慢性迁延型长期反复出现腹痛、腹泻,大便常有黏液及脓血,伴有乏力、营养不良及贫血等症状,还可腹泻与便秘交替出现。②急性发作型有慢性菌痢病史,进食生冷食物、劳累或受凉等情况下可出现急性发作,出现腹痛、腹泻及脓血便,发热及全身毒血症症状多不明显。③慢性隐匿型1年内有急性菌痢病史,无明显腹痛、腹泻症状;大便培养有痢疾杆菌;乙状结肠镜检查肠黏膜有炎症甚至溃疡等病变。

(二)相关检查

1.血常规检查　急性期血白细胞总数轻至中度增高,多在$(10\sim20)\times10^9/L$,中性粒细胞亦增高;慢性期可有贫血。

2.粪便检查

(1)粪便的常规检查:外观多为黏液脓血便,显微镜下可见大量脓细胞或白细胞及红细胞。目前常用的诊断标准为白细胞多于15个/高倍视野,同时可见少量的红细胞。

(2)粪便的病原学检查:应在抗菌药物应用前采样,标本必须新鲜,应取脓血部分及时送检,早期多次检测可提高阳性率。若在粪便中培养出痢疾杆菌则可确诊为菌痢,同时,可做药敏试验以指导临床选用抗菌药物。

3.乙状结肠或纤维结肠镜检查　适用于慢性菌痢,镜下可见肠黏膜弥漫性充血、水肿及浅表性溃疡。

三、治疗

(一)合理应用抗生素

1.头孢曲松钠　临床分析结果显示头孢曲松钠无论静脉给药还是灌肠均对菌痢有明显疗效。清洁洗肠及头孢曲松钠保留灌肠,可以及时清除肠道内细菌毒素及病变组织的炎性渗出,更好地发挥药物的抗菌作用,减少药物的耐药性,疗效显著,疗程缩短,作为佐治急性细菌性痢疾的方法,值得临床应用与推广。

2.庆大霉素联合思密达　思密达具有保护消化道黏膜、固定细菌及其毒素、吸附消化道内气体、降低肠道敏感性等作用,此外,思密达不进入血液循环,并连同所固定的攻击因子随消化道自身蠕动排出体外,不改变正常的肠蠕动,不影响小儿的心、肝、肾、中枢神经系统;而庆大霉素为氨基糖苷类药物,对痢疾杆菌有效,静脉应用具有耳、肾毒性,但其为大分子物质,肠道局部应用不易进入血液循环,故二者联合使用灌肠对治疗小儿细菌性痢疾疗效明显。

3.磷霉素　有报道称磷霉素治疗小儿细菌性痢疾安全、有效,具有独到之处,值得在临床上推广使用。由于磷霉素作用于细菌的细胞壁,故其毒性低微,稳定性好。磷霉素钠不良反应小,价格低廉,无需过敏实验,易于得到患儿及其家人的接受。

4.利福昔明　利福昔明是利福霉素的衍生物,通过作用于细菌中依 DNAβ-亚单位的 RNA 多聚酶而抑制 RNA 合成,产生抗菌作用。其特点之一是不被肠道吸收,仅在胃肠黏膜达到较高的浓度,因此不良反应小。其治疗细菌性痢疾具有疗效好、不良反应小、安全可靠、疗价比高的特点。

(二)维持水电及酸碱平衡

凡菌痢患者,尤其是儿童、老人,均必须进行预防脱水之治疗。其方法是给尚未脱水的病人口服足够的液体,如 ORS 液、米汤加盐、盐糖水。如已出现明显脱水者,需采用口服补液联合静脉补液治疗。静脉补液常用的液体为 2:1 液,配制方法是 5% 碳酸氢钠 80mL 加 10% 葡萄糖 300mL,加生理盐水 600mL。

(三)微生态制剂的使用

1.金双歧(每片含 15 亿活双歧杆菌)　保留灌肠,短时间内即可提高肠道双歧杆菌数量,重建肠道天然生物屏障保护作用,达到治疗腹泻的作用。同时避免了在急性病程中拒食、频繁呕吐,口服给药得不到保证以及口服给药时胃酸、胆汁、口服抗生素对其定居的影响等弊端。

2.微生态制剂(乳酸三联活菌胶囊)联合左氧氟沙星胶囊　治疗急性细菌性痢疾疗效好,且能预防菌群失调。

3.中药加微生态制剂(金双歧)　治疗对抗生素无效的小儿菌痢,可促进疾病痊愈,防止二重感染或迁延不愈。

(四)中毒型菌痢

本型病情凶险,应及时采用综合治疗进行抢救。

1.一般治疗　应密切观察病情变化,注意脉搏、血压、呼吸、瞳孔及意识状态的变化,同时做好护理工作,以减少并发症的发生。治疗原则同急性菌痢。

2.抗生素治疗　同前。

3.对症治疗　积极应用退热药及物理降温,如体温不降并伴躁动及反复惊厥者可用亚冬眠疗法,氯丙嗪和异丙嗪各 1～2mg/kg 肌内注射;反复惊厥者可用地西泮、水合氯醛或苯巴比妥钠。

4.对休克型和脑型应采用相应的治疗措施

(1)休克型:应积极行抗休克治疗。

①扩充血容量,纠正酸中毒:可快速静脉滴注低分子右旋糖酐,儿童 10～15mg/kg,成人 500mL,及葡萄糖盐水,同时给予 5％碳酸氢钠 3～5mL/kg 纠正酸中毒,待休克好转继续静脉输液维持。

②血管活性药物:在扩容的基础上应用血管扩张剂如山莨菪碱以解除微血管痉挛,成人每次 10～60mg,儿童每次 1～2mg/kg 静脉输入,1 次/5～15min,待面色转红、四肢转暖及血压回升后可停用。若血压仍不回升则用多巴胺、酚妥拉明、阿拉明等升压药。

③保护重要脏器功能:有心力衰竭者用毛花苷丙。

④短期应用肾上腺皮质激素。

(2)脑型

①治疗脑水肿:用 20％甘露醇脱水,每次 1～2g/kg 快速静脉推入,每 6～8h重复 1 次;及时应用血管扩张剂以改善脑血管痉挛,并短期应用肾上腺皮质激素。

②防治呼吸衰竭:吸氧,保持呼吸道通畅。若出现呼吸衰竭,可应用呼吸兴奋剂,必要时可应用人工呼吸机或行气管切开。

(3)肺型:主要为肺微循环障碍,又称休克肺、急性呼吸窘迫综合征（ARDS）。此型发生率低,病死率高。常在发病后的 16～24h,继脑型休克之后的恢复阶段出现,但也可在病初迅速出现,表现为急性进行性吸气型呼吸困难和低氧血症,一般吸氧不能缓解。症状重而体征轻,晚期肺部有干、湿啰音。

(4)混合型:以上三型,任何两型同时或先后出现,均称混合型,此型少见。

第四节　阿米巴痢疾

一、概述

阿米巴痢疾是由阿米巴原虫引起的肠道传染病,临床表现为腹痛、腹泻和黏液血便。慢性病人、恢复期病人及健康的带虫者为本病的传染源,粪口途径为其传播途径。其发病情况因时而异,以秋季为多,夏季次之。发病率男多于女,成年多于儿童,这可能与吞食含包囊的食物或年龄免疫有关。

二、诊断

对阿米巴痢疾的诊断,除根据患者的主诉、病史和临床表现作为诊断依据外,重要的是病原学诊断,粪便中检查到阿米巴病原体为唯一可靠的诊断依据。通常以查到大滋养体者作为现症患者,而查到小滋养体或包囊者只作为感染者。

根据临床表现不同,分为以下类型。

(一)无症状的带虫者

患者虽然受到溶组织内阿米巴的感染,而阿米巴原虫仅作共栖存在,约有90%以上的人不产生症状而成为包囊携带者。在适当条件下即可侵袭组织,引起病变,出现症状。

(二)急性非典型阿米巴痢疾

发病较缓慢,无明显全身症状,可有腹部不适,仅有稀便,有时腹泻,每日数次,但缺乏典型的痢疾样粪便,而与一般肠炎相似,大便检查可发现滋养体。

(三)急性典型阿米巴痢疾

起病往往缓慢,以腹痛、腹泻开始,大便次数逐渐增加,每日可达 10~15 次之多,便时有不同程度的腹痛与里急后重,后者表示病变已波及直肠。大便带血和黏液,多呈黯红色或紫红色,糊状,具有腥臭味,病情较重者可为血便,或白色黏液上覆盖有少许鲜红色血液。患者全身症状一般较轻,在早期体温和白细胞计数可有升高,粪便中可查到滋养体。

(四)急性暴发型阿米巴痢疾

起病急剧,全身营养状况差,重病容,中毒症状显著,高热,寒战,谵妄,腹痛、里急后重明显,大便为脓血便,有恶臭,亦可呈水样或泔水样便,每日可达 20 次以上,伴呕吐、虚脱,有不同程度的脱水与电解质紊乱。血液检查中性粒细胞增多。易并发肠出血或胃穿孔,如不及时处理可于 1~2 周内因毒血症而死亡。

(五)慢性迁延型阿米巴痢疾

通常为急性感染的延续,腹泻与便秘交替出现,病程持续数月甚至数年不愈,在间歇期间,可以健康如常。复发常以饮食不当、暴饮暴食、饮酒、受寒、疲劳等为诱因,每日腹泻 3~5 次,大便呈黄糊状,可查到滋养体或包囊。患者常伴有脐周或下腹部钝痛,有不同程度的贫血、消瘦、营养不良等。

1.诊断要点　对阿米巴痢疾的诊断,除根据患者的主诉、病史和临床表现作为诊断依据外,重要的是病原学诊断,粪便中检查到阿米巴病原体为唯一可靠的诊断依据。

2.临床表现　在作诊断时,阿米巴痢疾不应忽视,因阿米巴痢疾缺乏特殊的临床表现。该病起病较慢,中毒症状较轻,容易反复发作,肠道症状或痢疾样腹泻轻重不等,故对肠道紊乱或痢疾样腹泻而病因尚未明确,或经磺胺药、抗生素治疗无效应疑为本病。

3.病原学检查

(1)粪便检查

①活滋养体检查法:常用生理盐水直接涂片法检查活动的滋养体。急性痢疾患者的脓血便或阿米巴痢疾患者的稀便,要求容器干净,粪样新鲜,送检越快越好,寒冷季节还要注意运送和检查时的保温。检查时取一洁净的载玻片,滴加生理盐水1滴,再以竹签沾取少量粪便,涂在生理盐水中,加盖玻片,然后置于显微镜下检查。典型的阿米巴痢疾粪便为酱红色黏液样,有特殊的腥臭味。镜检可见黏液中含较多黏集成团的红细胞和较少的白细胞,有时可见夏科雷登结晶和活动的滋养体。这些特点可与细菌性痢疾的粪便相区别。

②包囊检查法:临床上常用碘液涂片法,该法简便易行。取一洁净的载玻片,滴加碘液1滴,再以竹签沾取少量粪样,在碘液中涂成薄片加盖玻片,然后置于显微镜下检查,鉴别细胞核的特征和数目。

(2)阿米巴培养:已有多种改良的人工培养基,常用的如洛克液,鸡蛋,血清培养基,营养琼脂血清盐水培养基,琼脂蛋白胨双相培养基等。但技术操作复杂,需一定设备,且阿米巴人工培养在多数亚急性或慢性病例阳性率不高,似不宜作为诊断的常规检查。

(3)组织检查:通过乙状结肠镜或纤维结肠镜直接观察黏膜溃疡,并作组织活检或刮拭物涂片,检出率最高。据报道乙状结肠、直肠有病变的病例约占有症状患者的2/3,因此,凡情况允许的可疑患者都应争取作结肠镜检,刮拭物涂片或取活组织检查。滋养体的取材必须在溃疡的边缘,钳取后以局部稍见出血为宜。脓腔穿刺液检查除注意性特征外,应取材于脓腔壁部,较易发现滋养体。

4.免疫诊断　近年来国内外陆续报道了多种血清学诊断方法,其中以间接血凝(IHA)、间接荧光抗体(IFAT)和酶联免疫吸附试验(ELISA)研究较多,但敏感性对各型病例不同。近年来,已有报道应用敏感的免疫学技术在粪便及脓液中检测阿米巴特异性抗原获得成功。

5.诊断性治疗　如临床上高度怀疑而经上述检查仍不能确诊时,可给予甲硝咪唑等治疗,如效果明显,亦可初步做出诊断。

三、鉴别诊断

1.细菌性痢疾　有不洁饮食史,有腹痛、腹泻和脓血便及里急后重感,确诊有赖于粪便培养出痢疾杆菌。

2.其他病原菌引起的肠道感染　症状多与阿米巴痢疾相似,确诊有赖于粪便培养出病原菌。

四、治疗

(一)一般治疗

急性期必须卧床休息,必要时给予输液。根据病情给予流质或半流质饮食。慢性患者应加强营养,以增强体质。

(二)病原治疗

1.甲硝咪唑(灭滴灵)　对阿米巴滋养体有较强的杀灭作用且较安全,适用于肠内肠外各型的阿米巴病,为目前抗阿米巴病的首选药物。剂量为 $400\sim800mg$,口服,3/d,连服 $5\sim10d$;儿童为每日每千克体重 50mg,分 3 次服,连续 7d。服药期偶有恶心、腹痛、头昏、心慌,不需特殊处理。妊娠 3 个月以内及哺乳期妇女忌用。疗效达 100%。

2.并发症的治疗　在积极有效的甲硝咪唑等治疗下,一切肠道并发症可得到缓解。暴发型患者有细菌混合感染,应加用抗生素。大量肠出血可输血。肠穿孔、腹膜炎等必须手术治疗者,应在甲硝咪唑和抗生素治疗下进行。

阿米巴痢疾若及时治疗预后良好。如并发肠出血、肠穿孔和弥漫性腹膜炎以及有肝、肺、脑部转移性脓肿者,则预后较差。治疗后粪检原虫应持续半年左右,以便及早发现可能的复发。

第五节　克罗恩病

一、概述

克罗恩病(CD)是消化道慢性非特异性、肉芽肿性、透壁性炎性疾病;多发生在青壮年,可侵及从口腔到肛门消化道各个部分,但主要累及末端回肠和邻近结肠,呈节段性或跳跃式分布,同时可有胃肠道以外的病变。

二、诊断与鉴别诊断

1.临床表现

(1)腹痛:为最常见症状。腹痛部位常与病变部位一致,常位于右下腹或脐周,为隐痛、钝痛、痉挛性阵痛伴肠鸣,餐后发生,排便后暂时缓解。持续性腹痛和明显压痛提示病变波及腹膜或腹腔内脓肿形成。

(2)排便改变:病程初期腹泻间歇性发作,后期为持续性。每天数次,多无脓血或黏液,病变侵及结肠下段或直肠可有黏液血便及里急后重。

(3)腹部包块:约见于10%～20%患者,由于肠粘连、肠壁增厚、肠系膜淋巴结肿大、内瘘或局部脓肿形成所致。多位于右下腹与脐周。

(4)肛门周围病变:包括肛门直肠周围瘘管、脓肿形成及肛裂等病变,见于部分患者,有结肠受累者较多见。可为本病的首发或突出的临床表现。

(5)瘘管形成:因透壁性炎性病变穿透肠壁全层至肠外组织或器官而形成。是克罗恩病的临床特征之一,分为内瘘和外瘘,前者可通向其他肠段、肠系膜、膀胱、输尿管、阴道、腹膜后等处,后者通向腹壁或肛周皮肤。肠段之间内瘘形成可致腹泻加重及营养不良;肠瘘通向的组织与器官因粪便污染可致继发性感染。

(6)全身症状:发热为常见全身表现之一,多为低热或中度发热,不伴畏寒和寒战,呈间歇性发生,当病情加重或出现并发症则可呈高热。此外,因慢性腹泻、食欲不振等导致营养障碍,表现为乏力、消瘦、贫血、低蛋白血症和维生素缺乏。

(7)肠外表现:如关节炎、结节性红斑、坏疽性脓皮病、口腔溃疡、慢性活动性肝炎、血栓栓塞性疾病、骨质疏松、继发性淀粉样变性等。

(8)并发症:肠梗阻最常见,其次是腹腔内脓肿,偶可并发急性穿孔或大量便血。直肠或结肠黏膜受累者可发生癌变。肠外并发症有胆结石、尿路结石、脂肪肝等。

2.实验室检查

(1)血液检查:贫血、红细胞沉降率增快、白细胞增多,严重者血清白蛋白、钾、钠、钙降低,凝血酶原时间延长,C反应蛋白水平明显升高。

(2)粪便检查:隐血试验阳性,有时可见红、白细胞。

(3)抗酿酒酵母抗体可呈阳性。

3.辅助检查

(1)X线检查:胃肠钡餐、钡灌肠、气钡双重造影等检查,X线特征如下。

①肠管狭窄。

②节段性肠道病变,呈"跳跃"现象。

③病变黏膜皱襞粗乱,呈鹅卵石征。

④瘘管或窦道形成。

⑤假息肉与肠梗阻的 X 线征象。

(2)增强 CT 检查:对腹腔脓肿诊断有重要价值;了解肠道病变分布、肠腔狭窄程度、瘘道形成以及肠壁增厚及强化等特点,有助于 CD 的诊断和鉴别诊断。CT 表现多为:节段性分布、肠壁增厚、黏膜层强化、肠系膜血管梳状征、肠系膜淋巴结增大等。

(3)MRI 检查:有助于瘘管或窦道、脓肿形成、肛门直肠周围病变的诊断。

(4)结肠镜检查:结肠镜检查需包括全结直肠及末段回肠。可见病变呈节段性分布,病变肠段之间黏膜外观正常。可见纵行溃疡、鹅卵石样改变、肠腔狭窄、炎性息肉等,组织活检可有非干酪性肉芽肿形成及大量淋巴细胞聚集。

(5)病理检查:手术病理活检是诊断 CD 唯一标准。主要有节段性全层炎,裂隙样溃疡,非干酪性上皮样肉芽肿等。但以上病理特点并非特异性。

4.诊断标准　在没有手术病理活检的患者,特别是中青年患者有慢性反复发作性右下腹或脐周痛与腹泻、腹块、发热等表现,X 线、CT 或(及)结肠镜检查发现肠道炎性病变主要在回肠末段与邻近结肠且呈节段性分布者,应考虑本病。本病诊断,主要根据临床表现和影像学检查与结肠镜检查所见进行综合分析,表现典型者可作出临床诊断(如活检黏膜固有层见非干酪坏死性肉芽肿或大量淋巴细胞聚集更支持诊断),但必须排除各种肠道感染性或非感染性炎症疾病及肠道肿瘤。鉴别有困难时需靠手术探查获得病理诊断。长期随访有助确定或修正诊断。

诊断内容应包括临床类型、严重程度、病变范围、肠外表现和并发症。

(1)临床类型:可参考疾病的主要临床表现作出。可分为:狭窄型、穿通型和非狭窄非穿通型(炎症型)。

(2)严重程度:疾病活动程度可依据 CD 活动指数(CDAI)评估,Harvey-Brad-Shaw 简化 CDAI 临床更为实用。

(3)病变范围:参考影像学和内镜检查结果确定,可分为小肠型、结肠型、回结肠型。

(4)肠外表现和并发症:肠外表现可有口、眼、关节、皮肤、泌尿以及肝胆等系统受累;并发症可有肠梗阻、脓肿、出血、肠穿孔等。

5.鉴别诊断

(1)肠结核:是要特别关注与鉴别的,诊断 CD 应首先除外肠结核。肠结核患者既往或现有肠外结核史,不能除外肠结核时,需先行诊断性抗结核治疗4～8周。

(2)小肠恶性淋巴瘤:原发性小肠恶性淋巴瘤可较长时间内局限在小肠,部分患者肿瘤可呈多灶性分布,此时与克罗恩病鉴别有一定困难。小肠恶性淋巴瘤一般进展较快。活检免疫组化可确诊。必要时手术探查。

(3)其他免疫性疾病:溃疡性结肠炎,主要是结肠型CD需与溃疡性结肠炎鉴别。

(4)Behcet病:本病常因消化道溃疡而出现腹痛等症状,重者有肠出血、肠穿孔、瘘管形成等,需鉴别。

(5)其他需要鉴别的疾病:包括血吸虫病、慢性细菌性痢疾、阿米巴肠炎、其他感染性肠炎(耶尔森杆菌、空肠弯曲菌、艰难梭菌等感染)、急性阑尾炎、出血坏死性肠炎、缺血性肠炎、放射性肠炎、胶原性肠炎、大肠癌以及各种原因引起的肠梗阻。

三、治疗

根据病变部位、严重程度、并发症、对药物的反应及耐受性制订个性化治疗方案,目的是控制发作,维持缓解,防治并发症,促进黏膜愈合。

1.一般治疗　强调戒烟。病变活动期卧床休息,给予高营养低渣食物,适当给予叶酸、维生素B_{12}等多种维生素及微量元素。

2.氨基水杨酸制剂　柳氮磺胺吡啶(SASP)仅适用于病变局限在结肠者,美沙拉嗪能在回肠及结肠定位释放,故适用于病变在回肠及结肠者。该类药物一般用于控制轻型患者的活动性;也可用作缓解期或手术后的维持治疗用药,但疗效并不肯定。

3.抗生素　可作为瘘管型CD、肛周病变的一线治疗。推荐甲硝唑10～15mg/(kg·d)、环丙沙星(500mg/次,每日2次),单用或联合应用。通常抗生素治疗维持3个月,需密切监测不良反应,如甲硝唑引起的外周神经病变等。

4.糖皮质激素　是控制病情活动的有效药物,适用于中、重度活动期患者或对氨基水杨酸制剂无效的轻型患者,不适用于瘘管型CD。

糖皮质激素在CD的应用必须特别注意以下几点。

(1)给药前必须排除结核与腹腔脓肿等感染的存在。

(2)初始剂量要足(如泼尼松40～60mg/d)。

(3)规律减量,病情缓解后剂量逐渐减少,从泼尼松40mg/d减至20mg/d过程中每7～10d减5mg,减至20mg/d时每14～21d减5mg。

(4)相当部分患者表现为激素依赖,每于减量或停药而复发,这部分患者需尽早给予免疫抑制剂治疗。临床研究证明激素不能作为长期维持治疗。

（5）长期激素治疗应同时补充钙剂及维生素 D，以预防骨病发生。

5.免疫抑制剂　近年研究已确定免疫抑制剂对于 CD 的治疗价值，是大部分 CD 的主要治疗药物。

硫唑嘌呤适用于对糖皮质激素治疗效果不佳或对激素依赖患者，剂量为 1.5～2mg/（kg•d）。该药显效时间约需 3～6 个月，故宜在激素使用过程中加用，继续使用激素 3～4 个月后再将激素逐渐减量至停用。约 60% 激素依赖患者可成功停用激素，然后以治疗量的硫唑嘌呤维持治疗，维持时间 1 年以上，甚至 5 年以上。该类药物常见严重不良反应为骨髓抑制等，其他如急性胰腺炎、肝损害。治疗过程中需从小剂量开始服用（如 50mg/d）。甲氨蝶呤可用于硫唑嘌呤不耐受或无效的患者以及伴随关节症状的患者，用法为 15～25mg/周，肌内注射。

6.生物制剂　抗 TNF-α 单克隆抗体为促炎性细胞因子的拮抗剂，可用于传统治疗无效的中重度活动及瘘管型 CD，以及病情重和有不良预后因素的患者，可以考虑早期应用，减少并发症。过敏反应为该药常见不良反应，感染、腹腔脓肿、恶性肿瘤、中重度心力衰竭为该药的禁忌证。使用生物制剂前，需常规行 PPD 及胸片检查以除外活动性结核。

7.手术治疗　手术适应证为内科治疗无效及出现并发症，后者包括完全性肠梗阻，肠瘘，肠脓肿形成，肠急性穿孔或不能控制的大量出血。应注意，对肠梗阻要区分炎症活动引起的功能性痉挛与纤维狭窄引起的机械梗阻，前者经禁食、积极内科治疗可缓解而不需手术；对没有合并脓肿形成的瘘管，积极内科保守治疗有时亦可使其闭合。手术方式主要是病变肠段切除。本病手术后复发率高，术后复发的预防至今仍是难题，美沙拉嗪、甲硝唑或免疫抑制剂可减少复发，宜术后即予应用并长程维持治疗。

第六节　溃疡性结肠炎

一、概述

溃疡性结肠炎（UC）是一种慢性非特异性结肠炎症，病变主要累及结肠黏膜及黏膜下层，范围自直肠、远段结肠开始，逆行向近段发展，甚至累及全结肠，5% 病例可累及末段回肠（倒灌性回肠炎），呈连续性分布。

二、诊断与鉴别诊断

1.临床表现 一般起病缓慢,少数急聚,病情轻重不一,常反复发作。

(1)腹泻:为主要症状,腹泻轻重不一,轻者每天2~3次,重者每天可达10~30次,多为黏液脓血便,常有里急后重。

(2)腹痛:腹痛部位一般在左下腹或下腹部,亦可波及全腹,常为阵发性痉挛性疼痛,多发生于便前或餐后,有腹痛－便意－便后缓解规律。

(3)全身症状:急性发作期常有低热或中等发热,重症可有高热,但不伴畏寒或寒战。其他还有上腹不适、嗳气、恶心、消瘦、贫血、水电解质平衡紊乱、低蛋白血症等。

(4)肠外表现:包括外周关节炎、结节性红斑、坏疽性脓皮病、巩膜炎、前葡萄膜炎、口腔复发性溃疡等,这些肠外表现在结肠炎控制或结肠切除术后可缓解或恢复;骶髂关节炎、强直性脊柱炎、原发性硬化性胆管炎等,可与 UC 共存,但与 UC 的病情变化无关。国内报道肠外表现的发生率低于国外。

(5)体征:轻、中型患者仅有左下腹轻压痛。重型和暴发型患者常有明显压痛和肠型。若有腹肌紧张、反跳痛、肠鸣音减弱应注意中毒性巨结肠、肠穿孔等并发症。直肠指检可有触痛及指套带血。

(6)并发症:有大出血、中毒性巨结肠、肠穿孔和癌变等。病程超过8年的 UC 患者需定期行结肠镜检查并多部位活检以监测不典型增生或癌变。

2.辅助检查

(1)实验室检查

①血液检查:血红蛋白在轻型病例多正常或轻度下降,中、重型病例有轻度或中度下降,甚至重度下降。白细胞计数在活动期可有增高。红细胞沉降率加快和 C 反应蛋白增高是活动期的标志。

②粪便检查:黏液脓血便,镜检见大量红、白细胞和脓细胞。急性发作期可见巨噬细胞。粪便病原学检查可排除感染性结肠炎。

③免疫学检查:活动期 IgG、IgM 常增高。外周型抗中性粒细胞胞浆抗体(p-ANCA)可呈阳性。

(2)结肠镜检查:是本病诊断与鉴别诊断的最重要手段之一。应做全结肠及回肠末段检查,直接观察肠黏膜变化,取活组织检查,并确定病变范围。

本病病变呈连续性、弥漫性分布,从直肠开始逆行向上扩展,内镜下所见重要改变如下。

①黏膜粗糙呈细颗粒状,弥漫性充血、水肿,血管纹理模糊,质脆、出血,可附有脓性分泌物。

②病变明显处见弥漫性糜烂或多发性浅溃疡。

③慢性病变见假息肉及桥状黏膜,结肠袋往往变钝或消失。

结肠镜下黏膜活检组织学见弥漫性炎症细胞浸润,活动期表现为表面糜烂、溃疡、隐窝炎、隐窝脓肿;慢性期表现为隐窝结构紊乱、杯状细胞减少。对于急性期重型患者结肠镜检查宜慎重,可仅观察直肠、乙状结肠。

(3)X线检查:X线钡剂灌肠检查所见X线征主要表现如下。

①黏膜粗乱及(或)颗粒样改变。

②多发性浅溃疡,表现为管壁边缘毛糙呈毛刺状或锯齿状以及见小龛影,亦可有炎症性息肉而表现为多个小的圆形或卵圆形充盈缺损。

③结肠袋消失,肠壁变硬,肠管缩短、变细,可呈铅管状。结肠镜检查比X线钡剂灌肠检查准确,有条件宜做结肠镜全结肠检查。

3.诊断标准　具有持续或反复发作的腹泻和黏液脓血便、腹痛、里急后重,伴有(或不伴)不同程度全身症状者,在排除细菌性痢疾、阿米巴痢疾、慢性血吸虫病、肠结核等感染性肠炎及克罗恩病、缺血性肠炎、放射性肠炎等非感染性肠炎基础上,具有上述结肠镜检查重要改变中至少1项及黏膜活检组织学所见可以诊断本病(没条件进行结肠镜检查,而X线钡剂灌肠检查具有上述X线征象中至少1项,也可诊断本病,但不够可靠)。初发病例如果临床表现和结肠镜改变均不典型者,暂不诊断UC,需随访3~6个月。需强调,本病并无特异性改变,各种病因均可引起类似的肠道炎症改变,故只有在认真排除各种可能有关的病因后才能作出本病诊断。

完整的诊断应包括疾病的临床类型、严重程度、病情分期、病变范围和并发症。

(1)临床类型

①初发型:指无既往史的首次发作。

②慢性复发型:临床上最多见,发作期与缓解期交替。

③慢性持续型:症状持续,间以症状加重的急性发作。

④急性暴发型:少见,急性起病,病情严重,全身毒血症状明显,可伴中毒性巨结肠、肠穿孔、败血症等并发症。上述各型可相互转化。

(2)病情严重程度

①轻型:腹泻每日4次以下,便血轻或无,无发热、脉速,贫血无或轻,红细胞沉降率

$<$30mm/h。

②重型：腹泻频繁（每日 6 次或更多）并有明显便血，有发热（$>$37.5℃），心率 $>$90/min，贫血（HGB$<$75％正常值），红细胞沉降率$>$30mm/h。

③中型：介于轻型与重型之间。

（3）病情分期：分为活动期和缓解期。Southerland 疾病活动指数（DAI），也称为 Mayo 指数，可用来评估病情分期。

（4）病变范围：可分为直肠炎、直肠乙状结肠炎、左半结肠炎（结肠脾曲以下）、广泛性或全结肠炎（病变扩展至结肠脾曲以上或全结肠）。

（5）并发症：可有大出血、中毒性巨结肠、肠穿孔和癌变等。中毒性巨结肠定义为急性结肠扩张，横结肠直径超过 6cm，结肠袋消失；多发生在暴发型或重症溃疡性结肠炎患者。常因低钾、钡剂灌肠、使用抗胆碱能药物或阿片类制剂而诱发。临床表现为病情急剧恶化，毒血症明显，有脱水与电解质平衡紊乱，出现肠型、腹部压痛，肠鸣音消失。血常规白细胞计数显著升高。

4.鉴别诊断

（1）急性感染性结肠炎：各种细菌感染，如痢疾杆菌、沙门菌、直肠杆菌、耶尔森菌、空肠弯曲菌等。急性发作时发热、腹痛较明显，外周血血小板不增加，粪便检查可分离出致病菌，抗生素治疗有效，通常在 4 周内消散。

（2）阿米巴肠炎：病变主要侵犯右半结肠，也可累及左半结肠，结肠溃疡较深，边缘潜行，溃疡间的黏膜多属正常。粪便或结肠镜取溃疡渗出物检查可找到溶组织阿米巴滋养体或包囊。血清抗阿米巴滋养体抗体阳性。抗阿米巴治疗有效。

（3）血吸虫病：有疫水接触史，常有肝脾大，粪便检查可发现血吸虫卵，孵化毛蚴阳性，直肠镜检查在急性期可见黏膜黄褐色颗粒，活检黏膜压片或组织病理检查发现血吸虫卵。免疫学检查亦有助于鉴别。

三、治疗

根据病情严重程度、病变范围、病程、既往治疗反应和有无并发症制订个体化的治疗方案。治疗目标是缓解症状及维持治疗。

1.一般治疗　强调休息、饮食和营养。对活动期患者应予流质饮食，待病情好转后改为富营养少渣饮食。病情严重应禁食，并予完全胃肠外营养治疗。如患者的情绪对病情有影响，可予心理治疗。

2.药物治疗

（1）氨基水杨酸制剂：柳氮磺胺吡啶（SASP）是治疗本病的常用药物。该药口服后大部分到达结肠,经肠菌分解为 5-氨基水杨酸与磺胺吡啶,前者是主要有效成分。适用于轻、中度活动期患者或重度经糖皮质激素治疗已有缓解者。用药方法 4g/d,分 4 次口服;病情缓解可减量使用,改为维持量 2g/d,分次口服。直接口服 5-ASA 由于在小肠已大部分被吸收,在结肠内不能达到有效药物浓度,近年已研制成 5-ASA 的特殊制剂,使其能到达结肠发挥药效,这类制剂有美沙拉嗪、奥沙拉嗪和巴柳氮。5-ASA 新型制剂疗效与 SASP 相仿,优点是不良反应明显减少,但价格昂贵,因此其最适用于对 SASP 不能耐受者。5-ASA 的灌肠剂及栓剂,适用于病变局限在直肠者。

(2)糖皮质激素:对急性发作期有较好疗效。适用于对氨基水杨酸制剂疗效不佳的轻、中度患者,中度活动期患者及急性暴发型患者。一般予口服泼尼松 0.75～1.0mg/d;重症患者可予静脉制剂,如氢化可的松 300mg/d 或甲基泼尼龙 40mg/d,7～14d 后改为口服泼尼松 50～60mg/d。病情缓解后逐渐减量至停药。注意减药速度不要太快以防反跳,减药期间加用氨基水杨酸制剂逐渐替代激素治疗。病变局限在直肠、乙状结肠的患者,可用琥珀酸钠氢化可的松(不能用氢化可的松醇溶制剂)100mg 加生理盐水 100mL 做保留灌肠,每天 1 次,病情好转后改为每周 2～3 次,疗程 1～3 个月。

(3)免疫抑制剂:硫唑嘌呤可用于对激素治疗效果不佳或对激素依赖的慢性持续活动性患者,加用这类药物后可逐渐减少激素用量甚至停用,使用方法及注意事项同克罗恩病。对重度全结肠型 UC 急性发作静脉用糖皮质激素治疗 7～10d 无效为激素抵抗,应用环孢素 2mg/(kg·d)静脉滴注 7～14d,有效者改为口服 4～6mg/(kg·d),由于其肾毒性,疗程多在 6 个月减停,其间加用硫唑嘌呤;部分患者可取得暂时缓解而避免急诊手术。

3.外科治疗　紧急手术指征为:并发大出血、肠穿孔、重度 UC 患者特别是合并中毒性巨结肠经积极内科治疗无效且伴严重毒血症状者;激素抵抗用环孢素也无效者。

择期手术指征如下。

(1)并发结肠癌变。

(2)慢性持续型病例内科治疗效果不理想而严重影响生活质量或虽然用糖皮质激素可控制病情但糖皮质激素不良反应太大不能耐受者。

一般采用全结肠切除加回肠造瘘术。国际上近年主张采用全结肠、直肠切除,回肠贮袋－肛管吻合术(IPAA),即切除全结肠并剥离部分直肠黏膜,保留了肛门排便功能,大大改善了患者的术后生活质量。

第七节 肠梗阻

一、概述

粘连性肠梗阻由腹腔内粘连引起，是最常见的一种机械性肠梗阻，约占急性肠梗阻总数的 40%。近年来，由于腹腔手术的增多以及腹部放疗和化疗人数的增加，粘连性肠梗阻的发病率也相应有所增加。引起粘连性肠梗阻的其他原因还有腹腔外伤、腹腔脓肿、炎症、迟发性脾破裂、盆腔手术及先天性肠旋转不良伴广泛粘连等。

粘连性肠梗阻的发病机制是腹部手术、腹腔内感染、组织缺血等导致腹膜损伤，引起浆膜炎症反应，刺激间皮细胞及肥大细胞。间皮细胞释放凝血活酶，促使纤维蛋白原转变成纤维蛋白；肥大细胞释放组胺、肝素和血管活性物质，使器官表面毛细血管扩张，通透性增加，引起浆液渗出。手术或炎症损伤使浆膜面粗糙而不平，亦可造成大量的纤维渗出。完整的腹膜间皮细胞具有激活纤溶酶原的活性，而炎症损伤一方面造成纤溶酶原的丧失，另一方面还可使受伤的间皮细胞、内皮细胞和炎性细胞产生纤溶酶原激活抑制物（PAI-1 和 PAl-2）。一般 3h 内渗出物即可凝结致粘连形成，但 72h 内可自行溶解。长时间的纤溶受抑制即导致粘连不能溶解吸收，即有成纤维细胞浸润及新生毛细血管长入，形成牢固的纤维粘连。腹膜表层的磷脂酸在腹膜之间起一润滑作用，炎性损伤中磷脂酸的丢失与粘连的形成有直接关系。此外，肽类生长因子、细胞因子及其受体由于参与腹膜愈合过程的调节，与腹腔内粘连也有密切的关系。腹部手术后约 94% 的患者存在不同程度的腹内粘连，但其中只有一部分出现肠梗阻。通常，只有当粘连造成牵拉使肠管折叠呈锐角，或粘连带压迫肠曲，或肠曲在索带下形成内疝，或肠曲粘连成团，或粘连形成支点，肠曲环绕而扭转，使肠内容物的通过发生障碍时，才会造成粘连性肠梗阻。

二、诊断

粘连性肠梗阻除具有肠梗阻的一般症状及影像学表现外，常有腹部手术或外伤史、腹腔内炎症或放化疗等腹部疾病史，因此，病史询问对粘连性肠梗阻诊断极其重要。

粘连性肠梗阻常为单纯性、不完全性梗阻，也可为完全性甚至绞窄性肠梗阻。及时准确地鉴别单纯性和绞窄性肠梗阻对治疗极其关键。粘连性肠梗阻病人凡是出现以下情况者,应警惕有绞窄性肠梗阻存在:①发病急,腹痛由阵发性转为持续性且逐渐加剧。②呕吐物、肛门排出物或腹腔穿刺液呈血性。③脉搏增快与全身情况不符。④脱水明显,出现低血容量休克倾向。⑤有不对称腹胀或腹部肿块。⑥出现固定位置的腹膜炎。⑦肠鸣音减弱或消失。⑧经积极非手术治疗无好转者。

三、治疗

不全性粘连性肠梗阻首先行保守治疗。治疗措施包括禁食,胃肠减压,维持水、电解质酸碱平衡紊乱,解痉镇痛,使用有效抗生素及营养支持。经胃管注入泛影葡胺或泛影葡胺与液体石蜡混合物可刺激肠蠕动,促进肠功能恢复,缩短肛门排气及排便时间。部分患者可试行肠镜下治疗。肠镜下治疗时禁用止痛剂或镇静剂;治疗过程中尽可能将镜身全部送入肠腔,并多进入回肠部分;操作者需充分地推、拉肠壁,助手行腹部推、压、按摩及辅助翻转肠圈,以破坏肠粘连带,松解膜状粘连。此外,肠镜到达肠狭窄部位时可对狭窄部进行扩张,同时可吸出近端肠内容物,减轻肠壁水肿。

完全性肠梗阻或难以排除梗阻上端肠管缺血绞窄坏死时必须果断手术,以避免因延误手术导致严重并发症。但即使是经验丰富的外科医生,也有约 31% 的病例被误诊为单纯性肠梗阻而延误手术。研究表明,口服或经鼻胃管注入等比稀释的 Urografin(每毫升含 0.1g 泛影酸钠和 0.66g 泛影葡胺)可作为粘连性肠梗阻的早期手术治疗的预测指标。若 24h 内造影剂能到达结肠则可采用保守治疗,24h 内造影剂不能进入结肠则提示存在完全性梗阻而需手术治疗。CT 检查出现特征性的"漩涡征"则提示发生以粘连带为轴心的肠扭转,结合肠系膜血管充血、系膜水肿、增强扫描肠壁增强不明显等,应及时手术探查。粘连性肠梗阻的手术方式主要有粘连松解术、肠切除吻合术或肠捷径短路吻合等,此外,对单纯性肠梗阻也可行腹腔镜下粘连剥除松解。

四、预防

严格遵循外科手术原则,合理地运用抗生素预防和控制腹腔内的感染,是目前预防术后粘连性肠梗阻最基础和最重要的措施。

奥曲肽腹腔内灌注结合肌内注射或使用非甾体类药物(NSAIDs),可防止纤维蛋白沉积;局部应用蛇毒去纤维酶、组织纤溶酶原激活剂或尿激酶纤溶酶原激活剂可促进纤维蛋白溶解,减少腹腔粘连的形成;术中用透明质酸、右旋糖酐或卵磷酸涂布于浆膜受损的肠管表面,或用生物隔膜如聚乙烯二醇/乳酸复合薄膜将浆膜损伤部位的肠管分隔开来,对预防腹腔内粘连也有一定作用。

第八节　大肠癌

一、概述

　　大肠癌包括结肠癌和直肠癌,为大肠黏膜上皮在环境、遗传等多种致癌因素作用下发生的恶性病变。大肠癌分为早期大肠癌和进展期大肠癌。早期大肠癌是指浸润深度局限于黏膜及黏膜下层者,其中局限于黏膜层者为黏膜内癌,浸润至黏膜下层未侵犯固有肌者为黏膜下癌。进展期大肠癌是指浸润超越黏膜下层或更深层者。发病年龄多在 30~60 岁,发病高峰在 50 岁左右,青年人发病率在逐年上升。男性多于女性。发病与遗传、饱和脂肪酸摄入等因素关系密切,大肠腺瘤、炎症性肠病和血吸虫及细菌肠道感染等,可能是发生大肠癌的危险因素。大肠腺瘤性息肉、炎症性病变的黏膜上皮异型性增生是大肠癌的癌前病变。

二、诊断

　　1.临床表现

　　(1)排便习惯与粪便性状改变:为最早出现的症状,常以血便为突出表现。

　　①便血:便血量与性状常与肿瘤部位有关。病变越远离肛门血的颜色越黯,血与粪便相混;病变越接近肛门便血越新鲜,血与粪便分离。直肠癌直肠指诊时指套上可见血性黏液。

　　②黏液脓血便:可伴有里急后重,或排便次数增多、腹泻、腹泻与便秘交替等。

　　③顽固性便秘:顽固性便秘或粪便外形变细。

　　(2)腹痛:呈持续性隐痛,或仅为腹部不适或腹胀感。病变可使胃-结肠反射加强,出现餐后腹痛。定位不确切,中晚期肿瘤疼痛部位相对固定。

　　(3)肠梗阻:表现有肠绞痛、腹胀、肠鸣音亢进与肠型等。

　　(4)腹部肿块:肿块位置取决于肿瘤的部位,肿块常质硬,呈条索或结节状。早期肿瘤可被推动,中、晚期肿瘤较为固定。合并感染者可有压痛。

　　(5)全身表现:可出现贫血、消瘦、乏力、发热等,晚期肿瘤可出现肝、肺、骨转移症状,继而出现进行性体重下降、恶病质、黄疸和腹水等。

　　2.实验室检查

　　(1)大便潜血试验:方法简单、非侵入性、费用低,可用于大肠癌的筛查。

（2）肿瘤生物标志物检查

①血清癌胚抗原（CEA）定量动态观察对大肠癌的预后评估及术后复发的监测有一定价值。

②肠癌相关抗原（CCA）明显增高有助大肠癌的诊断。

3.辅助检查

（1）直肠指诊：为简单、经济、安全的诊断方法，可确定距肛门7～8cm的直肠肿块，依据肿块的部位、大小、形态和活动度，决定手术方式和预后的评估。

（2）内镜检查：包括直肠镜、乙状结肠镜和结肠镜检查等。内镜检查可在直视下观察结、直肠黏膜病变的形态，对可疑病灶进行活检，获得病理组织学的确切诊断。

内镜下黏膜染色技术、放大结肠镜、超声内镜、色素内镜及窄带成像技术和共聚焦激光显微内镜等新型内镜检查技术的应用，大大提高了大肠癌，尤其早期大肠癌的检出率。

（3）影像学检查

①X线钡剂灌肠检查：对不能接受结肠镜检查者，仍有重要的诊断价值。可显示病变的部位、范围，显示钡剂充盈缺损、肠腔狭窄、黏膜破坏等征象。

②B型超声、CT、MRI检查：可了解肿瘤对肠壁和肠管外的浸润程度、有无淋巴结及其他脏器的转移，有助于临床分期以制定治疗方案。利用计算机三维影像重建的螺旋CT仿真结肠镜，可显示肠管及其病变，具有无创、无痛苦、禁忌证少的优点，但对病变显示的清晰度和对微小病变的辨别能力并不优于内镜检查，且不能活检。二维多平面成像和三维重建图像的CT结肠成像（CTC）检查，可多方位、多角度、多层面地显示病变的部位、浸润范围及结肠外病变，但存在假阳性。

③选择性血管造影：可显示肿瘤异常的血管和组织块影。

④正电子发射断层显像（PET）：依赖肿瘤组织细胞的生理和代谢功能改变，观察肿瘤细胞，可应用于多种肿瘤的检测和分期。

三、治疗

1.内镜下治疗　早期大肠癌可在内镜下行电凝切除或剥离术（EMR或EPMR）。以下情况需慎重选择。

①肿瘤基底大小超过20mm者。

②有证据显示肿瘤突破黏膜肌层，浸润至黏膜下层，尚未侵及固有肌层者。

③肿瘤位置不利于内镜下治疗者。

2.手术治疗 手术方法和范围的选择,取决于肿瘤的部位及浸润深度,手术方式包括根治切除、姑息手术等。

3.化学药物治疗 大肠癌对化疗不甚敏感,为一种辅助疗法。早期大肠癌根治术后一般不需化疗。进展期大肠癌为提高大肠癌手术率,控制局部淋巴结转移和预防手术后复发,常用术前和术后的化疗,也用于晚期广泛转移者的姑息治疗。

4.放射治疗 适用于肿瘤位置较固定的直肠癌。术前放疗有助于提高手术切除率,减少远处转移;术后放疗可降低复发率,提高生存率。对晚期直肠癌患者可用于止痛、止血等姑息治疗。放疗有发生放射性肠炎的危险。

5.其他 包括基因治疗、导向治疗及中医中药治疗等辅助治疗。

第四章 肝脏疾病

第一节 自身免疫性肝病

一、概述

自身免疫性肝炎（AIH）是一种病因不明的慢性炎症性肝脏病变，以高球蛋白血症、循环自身抗体和病理组织学上有界面性肝炎和汇管区浆细胞浸润为特征。

二、诊断

1.临床表现

(1)女性多见，青少年及绝经期为发病高峰，有种族倾向和遗传背景。

(2)多为慢性起病，病程一般超过 6 个月。

(3)症状：乏力、食欲减退、恶心、右上腹不适或疼痛、腹胀、发热、体重下降等。

(4)体征：黄疸、肝脾肿大、蜘蛛痣、肝掌，晚期出现腹水、食管胃底静脉曲张破裂出血、肝性脑病等。

(5)肝外表现：合并甲状腺炎、类风湿关节炎、溃疡性结肠炎、肺间质纤维化、干燥综合征等自身免疫性疾病。

2.辅助检查

(1)实验室检查：①肝功能检测：ALT、AST 升高，血清胆红素升高，凝血酶原时间延长。AKP 无明显升高。②高免疫球蛋白血症：以 IgG 升高为主，超过正常值上限的 1.5 倍。③血清免疫学检测：自身抗体阳性，如抗核抗体（ANA）、抗平滑肌抗体（SMA）、抗肝肾微粒体抗体-1（LKM-1）阳性，成人滴度≥1：80，儿童≥1：20；抗可溶性肝细胞抗原抗体（SLA）、抗肝胰抗体（ALP）等抗体阳性。

(2)肝穿刺活检：中度至重度慢性活动性肝炎，主要表现为汇管区碎屑样坏死、伴有或不伴有小叶肝炎，或小叶中央-门脉的桥样坏死，淋巴细胞和浆细胞浸润。

3.临床分型

(1)Ⅰ型自身免疫性肝炎:占自身免疫性肝炎 80%,70% 为女性。特点是 ANA 和 SMA 阳性,其中 SMA 的亚型抗肌动蛋白抗体具有高度特异性。

(2)Ⅱ型自身免疫性肝炎:占 5%,特点是 LKM-1 和肝细胞浆-1 抗体(LC-1)阳性。一般不与 ANA 和 SMA 同时出现,多见于儿童,进展快,暴发型肝炎多见,易发展为肝硬化。部分患者出现抗壁细胞抗体、抗胰岛素抗体和抗甲状腺抗体。本型可能与丙型病毒性肝炎有一定相关性,故据此分为两型。①Ⅱa 型:无丙型肝炎感染指标。临床表现同经典的自身免疫性肝炎。②Ⅱb 型:多有确切的丙型肝炎感染,具有相应的慢性病毒性肝炎表现。男性较多,年龄偏大。

(3)Ⅲ型自身免疫性肝炎:特点是 SLA 和抗肝胰抗体(LP)阳性,多无 LKM-1 和 ANA。由于 11% 的Ⅰ型患者 SLA 阳性,故认为Ⅲ型自身免疫性肝炎可能是Ⅰ型的变异型。

三、治疗

1.一般治疗　限制体力活动,禁酒,忌用损肝药物,营养支持治疗。

2.免疫抑制剂　单用糖皮质激素或低剂量糖皮质激素与硫唑嘌呤或环孢素合用,疗程 2 年左右。Ⅱb 型自身免疫性肝炎可用干扰素治疗。

3.熊去氧胆酸　有免疫调节、保护肝细胞和清除脂溶性胆盐作用。

4.晚期患者可行肝移植术。

第二节　脂肪性肝病

一、概述

脂肪性肝病是由多病因引起的脂肪在肝脏过度蓄积的临床病理综合征。正常人肝内总脂量占肝脏湿重的 2%～4%,包括磷脂、甘油三酯及胆固醇。在疾病状态下,肝内脂肪储量超过 5%,而且其构成发生改变,即以甘油三酯蓄积增多为主。磷脂、胆固醇或胆固醇酯蓄积增多见于某些遗传代谢性疾病,如脑糖苷累积病(Gaucher 病)、神经节糖苷累积病(Tay-Sach 病)和胆固醇酯病(Wolman 病)等。

脂肪性肝病通常根据病因分为两类:酒精性脂肪性肝病(AFLD)和非酒精性脂肪性肝病(NAFLD)。前者是酒精性肝病的一个类型,后者是指除外酒精和其他明确的肝损害因素所致的以弥漫性肝细胞大泡性脂肪变为主的临床病理综合征,包括单纯性脂肪性肝病以及由其演变的脂肪性肝炎和肝硬化。胰岛素抵抗和遗传易感性与其发病关系密切。

二、诊断

1.临床表现

(1)病史:可追寻到致脂肪肝的病因因素,如肥胖、乙醇、药物、全胃肠外营养、糖尿病、高脂血症、病毒感染、遗传性疾病(如肝豆状核变性、糖原累积病)等。

(2)症状:除原发病外,可无自觉症状,也可有乏力、食欲减退、右上腹痛、腹胀、恶心、腹泻等消化不良症状;发展到肝硬化阶段出现其相应症状。

(3)体征:多数肝肿大,轻度压痛,少数出现肝掌、蜘蛛痣、黄疸、脾肿大,晚期出现肝硬化相应的体征。

(4)可有体重超重和(或)内脏性肥胖、空腹血糖升高、血脂紊乱、高血压等代谢综合征相关症状。

2.辅助检查

(1)实验室检查

①肝功能检测:血清 ALT、AST、GGT 轻度至中度升高(小于 5 倍正常值上限),AKP 升高,血清胆红素升高,凝血酶原时间延长。

②血脂紊乱:甘油三酯(TG)、总胆固醇(TCH)、低密度脂蛋白(LDL)升高,高密度脂蛋白(HDL)减低,载脂蛋白(Apo A_1、Apo B)升高。

(2)影像学诊断

①B 超诊断

(a)肝区近场回声弥漫性增强,远场回声逐渐衰减。

(b)肝内血管结构显示不清。

(c)肝脏轻度至中度肿大,边角圆钝。

(d)彩色多普勒血流显像提示肝内血流信号减少或不易显示。

(e)肝右叶包膜和横膈回声不清或不完整。

B超脂肪肝严重度判定标准如下。

轻度脂肪肝:具备上述第 1 项和第 2～第 4 项中一项者。

重度脂肪肝:具备上述第 1 项和第 2～第 4 项中两项者。

重度脂肪肝:具备上述第 1 项和第 2～第 4 项中两项以及第 5 项者。

②CT 诊断:弥漫性肝脏密度减低,肝/脾 CT 值比值≤1。弥漫性肝脏密度减低,肝/脾 CT 值比值≤1,但>0.7 者为轻度;肝/脾 CT 值比值<0.7,但>0.5 者为

中度；肝/脾 CT 值比值≤0.5 者为重度。

（3）肝活检组织病理学诊断非酒精性脂肪性肝病根据肝组织是否伴有炎症反应和纤维化分为以下类型。

①单纯性脂肪肝：根据肝细胞脂肪变性占据所获取肝组织标本量的范围分为 4 度（F0～F4）。

②非酒精性脂肪性肝炎：根据炎症程度分为 3 级（G0～G3）；根据纤维化的范围和形态分为 4 期（S1～S4）。

③非酒精性脂肪性肝炎相关性肝硬化：肝小叶结构完全毁损，代之以假小叶形成和广泛纤维化，大体为小结节性肝硬化。根据纤维间隔有无界面性肝炎，分为活动性与静止性。

三、治疗

以下治疗针对非酒精性脂肪性肝病。

（1）去除病因或相关危险因素，防治导致脂肪肝的原发病。

（2）基础治疗：制定合理的能量摄入及饮食结构调整，进行中等量有氧运动，纠正不良的生活方式和行为。

（3）避免加重肝脏损害：防止体重急剧下降、滥用药物和其他可能诱发肝病恶化的因素。

（4）减肥：体重超重、内脏型肥胖和短期内体重增加迅速的非酒精性脂肪性肝病患者均应通过改变生活方式控制体重、减少腰围。基础治疗 6 个月体重下降每月控制在 0.45kg 以下，体重指数（BMI）大于 27，合并血脂、血糖、血压等两项以上指标异常，可考虑加用西布曲明或奥利司他等减肥药。每周体重下降不宜超过 1.2kg。体重指数大于 $35kg/m^2$ 合并睡眠呼吸暂停综合征等肥胖相关疾病者，可考虑近端胃旁路手术减肥。

（5）胰岛素增敏剂：合并 2 型糖尿病、糖耐量损害、空腹血糖升高和内脏型肥胖者可考虑用二甲双胍或噻唑烷二酮类药物改善胰岛素抵抗。

（6）调血脂药：血脂紊乱经基础治疗和（或）应用减肥降糖药物 3～6 个月以上，仍有混合性高脂血症或高脂血症合并 2 个以上危险因素者，需考虑加用他汀类等降脂药。在其用药期间定期监测肝功能。

（7）肝病辅助用药：适用于伴肝功能异常、代谢综合征，经基础治疗 3～6 个月仍无效，以及肝活检证实为非酒精性脂肪性肝炎和病程呈慢性进展性经过者，酌情应用抗氧化、抗炎、抗纤维化药物，如多烯磷脂酰胆碱、维生素 E、水飞蓟素及熊去氧胆酸等。益生菌类制剂有助于调整肠道菌群平衡,维护肠道屏障功能和肝脏功能。

(8)肝移植术:适用于非酒精性脂肪性肝炎相关终末期肝病和部分隐源性肝硬化肝功能失代偿患者。

第三节　酒精性肝病

一、概述

酒精性肝病是由于长期大量饮酒所引起的肝脏疾病。初期通常表现为脂肪肝,进而发展为酒精性肝炎和酒精性肝硬化。严重酗酒可诱发广泛肝细胞坏死甚至肝功能衰竭。

二、诊断

1.病史　有长期饮酒史,一般超过 5 年,折合乙醇量,男性≥40g/d,女性≥20g/d,或 2 周内有大量饮酒史,折合乙醇量>80g/d。

乙醇量换算公式:乙醇量(g)=饮酒量(mL)×乙醇含量(%)×0.8

2.临床表现

(1)症状:可无症状,也可有乏力、肝区痛和食欲减退、恶心、腹胀、腹泻等消化不良症状;发展到肝硬化阶段出现其相应症状。严重者发生急性肝功能衰竭。

(2)体征:多数肝肿大,轻度压痛,部分患者出现肝掌、蜘蛛痣、黄疸、脾肿大,晚期出现肝硬化相应的体征。

3.实验室检查

(1)肝功能检测:血清 AST、ALT、GGT 升高,AST/ALT 比值升高(>2 有助于诊断),AKP 升高,血清总胆红素升高,凝血酶原时间延长。禁酒后上述指标明显下降,一般 4 周内基本恢复正常。血清白蛋白(A)、血清白蛋白/球蛋白(A/G)比值降低。

(2)平均红细胞容积(MCV)升高。

(3)血脂紊乱:甘油三酯(TG)、总胆固醇(TCH)、低密度脂蛋白(LDL)升高,高密度脂蛋白(HDL)减低,载脂蛋白(Apo A_1、Apo B)升高。

(4)联合检测肝纤维化参考指标:包括透明质酸、Ⅲ型胶原、Ⅳ型胶原、层黏连蛋白等。

4.影像学诊断

(1)B超诊断

①肝区近场回声弥漫性增强,远场回声逐渐衰减。

②肝内血管结构显示不清。

③肝脏轻度至中度肿大,边角圆钝。

④彩色多普勒血流显像提示肝内血流信号减少或不易显示。

⑤肝右叶包膜和横膈回声不清或不完整。

B超脂肪肝严重度判定标准如下。

轻度脂肪肝:具备上述第1项和第2~第4项中1项者。

中度脂肪肝:具备上述第1项和第2~第4项中2项者。

重度脂肪肝:具备上述第1项和第2~第4项中2项及第5项者。

(2)CT诊断:弥漫性肝脏密度减低,肝/脾CT比值≤1。弥漫性肝脏密度减低,肝/脾CT比值≤1,但>0.7者为轻度;肝/脾CT比值<0.7,但>0.5者为中度;肝/脾CT比值≤0.5者为重度。

(3)肝活检组织病理学诊断:酒精性肝病病理组织学特点为大泡性或大泡性为主伴小泡性肝细胞脂肪变性,根据肝组织是否伴有炎症反应和纤维化分为以下类型。

①单纯性脂肪肝:根据肝细胞脂肪变性占据所获取肝组织标本量大小范围分为4度(F0~F4)。

②酒精性肝炎肝纤维化:根据炎症程度分为3级(G0~G3);根据纤维化的范围和形态分为4期(S1~S4)。

③酒精性肝硬化:肝小叶结构完全毁损,代之以假小叶形成和广泛纤维化,大体为小结节性肝硬化。根据纤维间隔有无界面性肝炎,分为活动性与静止性。

5.临床分型　符合酒精性肝病临床诊断标准者,临床分型如下。

(1)轻型酒精性肝病:实验室检查、影像学和病理组织学检查基本正常或轻微异常。

(2)酒精性脂肪肝:影像学检查符合脂肪肝诊断标准,血清AST、ALT或GGT轻微升高。

(3)酒精性肝炎:血清AST、ALT或GGT升高,可有血清胆红素升高。重症乙醇性肝炎是指乙醇性肝炎合并上消化道出血、肝性脑病、肺炎、急性肾功能衰竭及(或)伴内毒素血症者。

(4)酒精性肝纤维化:症状和影像学不典型、未做病理组织学检查时,应结合饮酒史、肝纤维化血清学指标、GGT、AST/ALT 比值、血脂、铁蛋白、α_2 巨球蛋白、稳态膜式胰岛素抵抗等综合指标判断。

(5)酒精性肝硬化:有肝硬化的临床表现和血清生化检验指标的改变。

三、治疗

1.戒酒　为治疗基本措施。注意戒酒过程中的戒断综合征,包括乙醇依赖者出现的神经精神症状,急性发作时常有四肢抖动和出汗,重者抽搐或癫痫样发作。

2.营养支持　制定合理的能量摄入及饮食结构调整,提供高蛋白、低脂肪饮食,适当补充维生素 B、维生素 C、维生素 K 和叶酸。

3.肝病辅助用药　酌情应用抗氧化、抗炎、抗纤维化药物,如多烯磷脂酰胆碱、维生素 E、水飞蓟素及熊去氧胆酸。但不宜同时应用上述多种药物。益生菌类制剂有助于调整肠道菌群平衡,维护肝脏功能。

4.积极防治酒精性肝硬化的并发症　如消化道出血、自发性腹膜炎、肝性脑病、肝肾综合征、肝肺综合征和肝细胞癌等。

5.肝移植术　适用于肝硬化肝功能失代偿重症患者。

第四节　肝硬化

一、概述

肝硬化是一个病理解剖学名词,是指各种原因引起的肝细胞弥漫性坏死、再生,诱发纤维结缔组织增生、小叶结构破坏、重建假小叶形成及结节增生。在此基础上出现一系列肝功能损害与门脉高压症的临床表现。在我国肝硬化主要病因依然是病毒性肝炎,但随着居民酒精消耗量的增加,酒精性肝硬化发病率逐年升高。但一些临床研究证据显示,西方近年来并未因治疗条件的改善而使其死亡率降低,相反在苏格兰 1990 年以来却因酒精消费量的增加,男性肝硬化的死亡率较 20 世纪 90 年代之前增加了近 2 倍。其他的病因如脂肪肝、胆汁淤积、药物、营养等方面的因素长期损害所致。

在我国肝硬化及其并发症占 40～60 岁成年男性死亡原因的第 1 位,而在美国是 45～54 岁成年人的第 5 位死亡原因,而肝硬化住院患者中死亡率高达 10%。肝组织再生结节的形成是肝硬化典型的病理改变,是肝细胞坏死、纤维组织塌陷及继发的细胞外基质过度沉积、血管床变形、残余的肝实质细胞结节状再生的结果。

二、诊断

（一）形态学诊断

肝脏显著纤维化，再生结节形成，出现假小叶。

（二）临床诊断标准

1.门脉高压表现　食管和胃底静脉曲张、痔核形成、腹腔积液、脾功能亢进等，腹壁静脉曲张较少见。

2.肝功能不全表现

（1）体征：色素沉着、面色黝黑、面部毛细血管扩张、蜘蛛痣、肝掌、男性乳房增大、睾丸萎缩等。

（2）肝功能检查：轻重不等的贫血，白细胞和血小板降低，血清白蛋白降低、γ-球蛋白升高、凝血酶原时间延长，血清胆固醇酯减少，血清胆碱酯酶减少，肝脏的清除试验异常，谷丙转氨酶（ALT）、谷草转氨酶（AST）、胆红素的异常表示肝细胞受损，血清胆固醇减少，血清胆碱酯酶减少，γ-谷氨酰转肽酶（γ-GT）升高，反映肝纤维化的血清指标（Ⅲ型前胶原肽、透明质酸、板层素）可增高。

（3）腹腔积液。

（4）肝性脑病。

3.影像学检查　B型超声、CT、磁共振（MRI）、放射性核素显像等检查显示肝硬化征象。

肝硬化患者症状典型诊断容易，但可以无典型的临床症状或处于隐匿性代偿期，确诊有一定困难。因此，诊断肝硬化是一综合性诊断，需通过肝功能检查，血常规检查，食管钡透或内镜检查，B超检查，肝组织学检查综合评估诊断。

三、鉴别诊断

鉴别诊断见表4-1。

表 4-1　门脉高压症鉴别诊断

	肝大	脾大	腹腔积液	PU	食管胃底腹壁静脉曲张	肝功能异常
肝硬化	+	+	+		+	+
慢性肝炎	+	−	±		−	+
原发性肝癌	+	±	±	−	−	−

四、治疗

(一)饮食治疗

肝硬化患者合理饮食及营养,有利于恢复肝细胞功能,稳定病情。应给予高蛋白饮食,可以减轻体内蛋白质分解,促进肝脏蛋白质的合成,维持蛋白质代谢平衡。足够的热量与高维生素供应,既保护肝脏,又增强机体抵抗力,减少蛋白质分解。具体是每天供应蛋白 1g/kg 体重及新鲜蔬菜水果等。一般主张食物热量供给的来源,按蛋白质 20%、脂肪及糖类各 40% 分配。肝功能减退,脂肪代谢障碍,要求低脂肪饮食,否则易形成脂肪肝。高维生素及微量元素丰富的饮食,可以满足机体需要。

(二)病因治疗

根据肝硬化的特殊病因给予治疗。血吸虫病患者在疾病的早期采用吡喹酮进行较为彻底的杀虫治疗,可使肝功能改善,脾脏缩小。动物实验证实经吡喹酮早期治疗能逆转或中止血吸虫感染所致的肝纤维化。酒精性肝病及药物性肝病,应中止饮酒及停用中毒药物。

(三)一般药物治疗

根据病情的需要主要补充多种维生素。另外,护肝药物如肌苷为细胞激活剂,在体内提高 ATP 的水平,转变为多种核苷酸,参与能量代谢和蛋白质合成。大多数学者认为早期肝硬化患者,盲目过多用药反而会增加肝脏对药物代谢的负荷,同时未知或已知的药物不良反应均可加重对机体的损害,故对早期肝硬化患者不宜过多长期盲目用药。

(四)改善肝功能和抗肝纤维化

肝功中的转氨酶及胆红素异常多揭示肝细胞受损,应按照肝炎的治疗原则给予治疗。

(五)腹腔积液治疗

1.限制水钠入量　每天进水量限制在 1000mL 左右,氯化钠 0.6～1.2g。目前不主张进一步限钠,因患者难于耐受。

2.利尿剂治疗

(1)适用于血清—腹腔积液白蛋白梯度高的患者,血清—腹腔积液白蛋白梯度低的患者对限制钠摄入和利尿剂的效应较差。

(2)利尿剂的一般治疗原则:①从小剂量开始。②用药应个体化。③合理用药。④联合用药。⑤间歇、交替用药。

（3）传统的起始口服利尿剂治疗包括早晨单次服用螺内酯 100mg，或螺内酯 100mg＋呋塞米 40mg。如果体重减轻和尿钠排除仍不够，单用螺内酯治疗的剂量增加到 200mg/d；如果需要增至每天 400mg，或呋塞米和螺内酯同时增加，这两个药物的剂量比例要保持在 2：5 以维持正常血钾，即分别至 80mg/d 和 200mg/d 以及至 160mg/d 和 400mg/d。呋塞米的最大剂量是 160mg/d，螺内酯的最大剂量是 400mg/d。现多主张保钾利尿药连续用，排钾利尿剂间歇给药方案。所谓间歇给药一般是隔日、隔两日用药 1 次或用药 4～5d 停 2～3d 的方法。近年有学者推荐如下方案：开始呋塞米 40mg/d、螺内酯 100mg/d，用药 4～5d 无效者，则将剂量渐增至呋塞米 160mg/d、螺内酯 400mg/d，如仍无效则认为对利尿剂有抵抗。

如果液体负荷不重，单用螺内酯治疗法可能已足够，比单用呋塞米有效。但单用螺内酯治疗可以并发高钾血症和男子乳腺发育。螺内酯的作用可能要到治疗开始后几天才明显。在有实质性肾脏疾病存在时，由于高钾血症而对螺内酯的耐受性可能减低。氨氯吡脒和氨苯蝶啶是螺内酯的取代药物。如果出现低钾血症，暂时停止使用呋塞米。在有水肿存在时，每日体重减轻没有限制。在水肿消退后，每日体重减轻的最大值应在 0.5kg 左右，这是为了避免由于血管内容量耗失而引起氮质血症。利尿剂敏感患者不应使用系列大量穿刺放液治疗。

（4）停止使用利尿剂的指征：① 脑病。② 尽管限制液体摄入，血清钠＜120mmol/L。③ 血清肌酐＞2.0mg/dl。④ 有利尿剂引起的明显并发症。⑤ 高钾血症和代谢性酸中毒（螺内酯）。

3.顽固性腹腔积液的治疗

（1）顽固性腹腔积液定义：对限制钠的摄入和大剂量的利尿剂（螺内酯 400mg/d，呋塞米 160mg/d）治疗无效的腹腔积液，或者治疗性腹腔穿刺术放腹腔积液后很快复发。利尿治疗失败表现为仅应用利尿剂出现体重不降或下降无几，同时尿钠的排出小于 78mmol/d，或者利尿剂导致有临床意义的并发症，如脑病、血清肌酐大于 176.8μmol/L、血钠小于 120mmol/L 或血清钾大于 6.0mmol/L。

（2）系列大量穿刺放液：系列大量穿刺放液（6～101）对控制顽固性腹腔积液是安全、有效的。在每日饮食摄入钠 88mmol 而没有尿钠排泄的患者，约需要每两周进行一次穿刺放液。穿刺放液的频率受到低钠饮食依从性程度的影响。腹腔积液的钠含量约为 130mmol/L，因此一次穿刺放液 6L 除去 780mmol 的钠。每日饮食摄入 88mmol 钠，非尿丧失排泄 10mmol 钠，在尿中无钠的患者每日钠潴留 78mmol。因此，一次 6L 穿刺放液除去了 10d 的潴留钠，一次 10L 的穿刺放液除去约 17d 的潴留钠。对尿钠排泄量超过 0 的患者,需要穿刺放液的次数应减少。需要高于每 2 周一次进行 10L 穿刺放液的患者是不顺从低盐饮食者。

目前国内大多数学者认为,一般情况下,每排放 1L 腹腔积液输清蛋白 10g 对消除腹腔积液有益。Gines 等的研究结果提示,如果一次抽腹腔积液少于 4～5L,不输白蛋白也可达到同样效果。

(3)腹腔积液浓缩回输:利用自身腹腔积液中的蛋白提高有效血容量,每次放出腹腔积液 5000mL,浓缩处理(超滤或透析)成 500mL 静脉输注,应防治感染、电解质紊乱等不良反应。

(4)经颈静脉肝内门体分流术(TIPSS):经颈静脉肝内门体分流术是由放射介入科医师安置侧—侧门—体静脉分流支架。TIPSS 是治疗顽固性腹腔积液的一种有效治疗,脑病的发生率不一定增加,而生存质量可能比系列大量穿刺放液治疗的患者佳。TIPSS 伴有抑制抗利尿钠系统、改善肾功能和肾对利尿剂的效应。

(5)腹膜—静脉分流术:腹膜—静脉分流术(如 LeVeen 或 Denver)的远期通畅较差。它可伴有严重的并发症,包括腹膜纤维化,而且与标准治疗相比较没有生存优势。腹膜—静脉分流术适用于对利尿剂呈抗性而又不能进行肝移植和系列大容量穿刺术(因为多个手术瘢痕或距离能施行穿刺放液术的医生较远)的患者。

(6)淋巴液引流术:肝淋巴液自肝包膜表面不断漏入腹腔是难治性腹腔积液的重要原因,采用胸导管—颈内静脉吻合术,可增加淋巴引流量,减轻腹腔积液的形成。

4.肝移植　目前原位肝移植已成为治疗肝硬化终末期的最有效方法。术后患者的 1 年、5 年生存率分别为 80%～90% 和 70%～80%。除经典的原位肝移植及背驮肝移植外,肝移植的方法还有劈离肝移植、减体积肝移植、活体部分肝移植、辅助性肝移植及多器官联合肝移植等。

第五节　肝性脑病

一、概述

肝性脑病(HE)是严重肝病引起的、以代谢紊乱为基础的中枢神经系统功能失调的综合征,以行为、精神异常,意识障碍,昏迷为主要特征。肝性脑病的预后极差。

根据学术界长期以来对肝脏功能、组织解剖和与相关脏器的关系以及肝性脑病的研究,晚近有学者将肝性脑病的病因基础由"严重肝病"修正为"严重的肝脏功能失调或障碍",包括急性肝衰竭、不伴有内在肝病但有严重门体分流,以及慢性肝病/肝硬化3种主要类型,并对应于相应的临床表现。2001年有关肝性脑病的国际会议采纳了这种分型,提出了肝性脑病的最新共识,将此临床综合征分为A、B、C 3种类型,实际也恰好取了分别代表"急性""分流"和"肝硬化"的英文首字母以便记忆。

肝性脑病常见于终末期肝硬化,病毒性肝炎肝硬化最多见,也可由改善门静脉高压的门体分流手术引起。在肝硬化患者中,显性肝性脑病占30%～45%,如果将亚临床 HE 也计算在内,肝硬化发生 HE 的比例可达70%。小部分肝性脑病见于重症病毒性肝炎、中毒性肝炎和药物性肝病的急性或暴发性肝衰竭阶段。更少见的有原发性肝癌、妊娠期急性脂肪肝、严重胆道感染等。

肝性脑病特别是门体分流性脑病常有明显的诱因,常见的有上消化道出血、大量排钾利尿、放腹腔积液、高蛋白饮食、催眠镇静药、麻醉药、便秘、尿毒症、外科手术感染等。

HE 的发病机制至今未完全明了。一般认为,其发病机制与血脑屏障受损、肠道毒性物质直接进入体循环、中枢神经系统神经递质改变等有关。

1.氨中毒学说　氨代谢紊乱引起氨中毒是肝性脑病,特别是门体分流性脑病的重要发病机制。

(1)氨的形成和代谢:血氨主要来自肠道、肾和骨骼肌生成的氨,胃肠道是氨进入身体的主要门户。机体清除氨的途径有:①尿素合成。②脑、肾、肝在供能时,耗氨合成谷氨酸和谷氨酰胺。③肾形成大量 NH_4^+ 而排出 NH_3。④肺部可呼出少量 NH_3。

(2)肝性脑病时血氨增高的原因和影响氨中毒的因素:血氨增高主要是由于生成过多和(或)代谢清除过少。在肝衰竭时,肝将氨合成为尿素的能力减退,门体分流存在时,肠道的氨未经肝解毒而直接进入体循环,使血氨增高。影响氨中毒的因素有以下几种。

①摄入过多的含氮食物(高蛋白饮食)或药物,或上消化道出血时肠内产氨增多。

②低钾性碱中毒:呕吐、腹泻、利尿排钾、放腹腔积液、继发性的醛固酮增多症均可致低钾血症。低钾血症时,尿排钾量减少而氢离子排出量增多,导致代谢性碱中毒,因而促使 NH_3 通过血脑屏障,进入细胞产生毒害。

③低血容量与缺氧:休克与缺氧可导致肾前性氮质血症,使血氨增高。脑细胞

缺氧可降低脑对氨毒的耐受性。

④便秘：使氨、胺类和其他有毒衍生物与结肠黏膜接触的时间延长，有利于毒物吸收。

⑤感染：增加组织分解代谢从而增加产氨，失水可加重肾前性氮质血症，缺氧和高热可增加 NH_3 毒性。

⑥低血糖：葡萄糖是大脑产生能量的重要燃料。低血糖时能量减少，脑内去氨活动停滞，氨的毒性增加。

⑦其他：镇静、催眠药可直接抑制大脑和呼吸中枢，造成缺氧。麻醉和手术增加肝、脑、肾的功能负担。

（3）氨对中枢神经系统的毒性作用：一般认为氨对大脑的毒性作用是干扰脑的能量代谢，抑制丙酮酸脱氢酶活性，影响乙酰辅酶 A 合成，干扰脑中三羧酸循环，引起高能磷酸化合物浓度降低。氨还可直接干扰神经传导而影响大脑的功能。

2. γ-氨基丁酸/苯二氮䓬复合体学说　肝性脑病是由于抑制性 GABA/BZ 受体增多所致。

3. 胺、硫醇和短链脂肪酸的协同毒性作用　甲基硫醇、二甲基亚砜、短链脂肪酸均能诱发实验性肝性脑病，协同作用毒性更强。

4. 假神经递质学说　酪氨酸、苯丙氨酸在脑内生成 β-羟酪胺，苯乙醇胺与去甲肾上腺素相似，但不能传递神经冲动，使兴奋冲动不能传至大脑皮层。

5. 氨基酸代谢不平衡学说　胰岛素在肝内活性降低，促使大量支链氨基酸进入肌肉，支链氨基酸减少，芳香族氨基酸增多。

二、诊断

（一）临床表现

急性 HE 常见于暴发性肝炎，有大量肝细胞坏死和急性肝衰竭，可有诱因。慢性 HE 多为门体分流性脑病，多见于肝硬化患者和（或）门腔分流手术后，以慢性反复发作性木僵与昏迷为突出表现。除出现性格和行为改变、昏睡、昏迷等症状，常伴有明显黄疸、出血倾向和肝臭，易并发各种感染、肝肾综合征和脑水肿等情况。检查时可出现扑翼样震颤、肌张力增高、腱反射亢进、巴氏征阳性等。临床可分以下四期：

一期（前驱期）：轻度性格改变和行为失常，可有扑翼（击）样震颤，脑电图多数正常。

二期（昏迷前期）：以意识错乱、睡眠障碍、行为失常为主。前驱期的症状加重。

多有睡眠时间倒置,有明显神经体征,如腱反射亢进、肌张力增高、踝阵挛及Babinski征阳性等。此期扑翼样震颤存在,脑电图有特征性异常。患者可出现不随意运动及运动失调。

三期(昏睡期):以昏睡和精神错乱为主,各种神经体征持续或加重,大部分时间患者呈昏睡状态,但可以唤醒。醒时可应答对话。扑翼样震颤仍可引出。肌张力增高。锥体束征常呈阳性,脑电图有异常波形。

四期(昏迷期):神志完全丧失,不能唤醒。浅昏迷时,对疼痛刺激和不适体位尚有反应,腱反射和肌张力仍亢进和增高。由于患者不能合作,扑翼样震颤无法引出。深昏迷时,各种反射消失,脑电图明显异常。

对肝硬化患者进行常规的心理智能测验可发现亚临床性脑病。

(二)主要诊断依据

(1)严重肝病(或)广泛门体侧支循环。

(2)精神紊乱、昏睡或昏迷。

(3)肝性脑病的诱因。

(4)明显肝功能损害或血氨增高。扑翼(击)样震颤和典型的脑电图改变有重要参考价值。

三、治疗

(一)药物治疗

HE目前尚无特效疗法,围绕肝性脑病发病机制假说中提到的因素,治疗主要集中在纠正几种物质的代谢异常。但由于肝性脑病病情的多变性和复杂性,这些处理方法几乎都受到过质疑。目前本病治疗应采取综合措施,一般包括支持治疗,积极预防并治疗并发症;确认并设法去除诱因,保持内环境稳定;减少肠源性毒物生成及吸收,促进肝细胞再生;直接或间接调节神经递质的平衡,如用支链氨基酸等。

1.消除诱因　预防和处理肝性脑病的各种诱因非常重要。肝硬化患者不能耐受麻醉药、止痛药、镇静药。患者狂躁不安或有抽搐时,禁用吗啡及其衍生物、副醛、水合氯醛、哌替啶及速效巴比妥类,可减量使用地西泮、东莨菪碱,并减少给药次数。必须及时控制感染和上消化道出血,避免快速和大量的排钾利尿和放腹腔积液。注意纠正水、电解质和酸碱平衡失调。

2.减少肠源性毒物生成及吸收

(1)饮食:为减少氨的来源,传统上建议肝性脑病患者应限制蛋白质的摄入,尤其是重症患者,应停止所有蛋白质的摄入,应随病情好转逐渐增加蛋白质的摄入量直至临床耐受的最大限度。目前这个建议已受到质疑。因为大多数肝硬化患者存在营养不良,长时间限制蛋白饮食会加重营养不良的严重程度。且负氮平衡会增加骨骼肌的动员,反而可能使血氨含量增高。

(2)灌肠或导泻:可用生理盐水和弱酸性溶液如稀醋酸液灌肠,以减少氨的吸收,忌用碱性溶液如肥皂水灌肠。对于急性门体分流性肝性脑病昏迷患者用乳果糖 500mL 加水 500mL 灌肠作为首要治疗,效果较好。

(3)抑制肠道细菌生长:植物蛋白含非吸收性纤维,被肠菌酵解产酸有利于氨的排除。

①乳果糖:是人工合成的双糖(6 半乳糖-5 葡萄糖),在小肠内不被分解吸收,在结肠内被厌氧菌分解为乳酸和醋酸。其作用既通过降低肠腔内 pH,增加游离氢离子与氨结合成胺,排出肠道,从而减少氨的吸收;还通过促进肠道乳酸杆菌生长而使氨进入细菌蛋白质内,与此同时,使分解蛋白产尿素的细菌(大肠杆菌、厌氧菌等)相应受到抑制,从而减少氨的产生。同时,还通过缓泻作用促进氨的排出。口服剂量需要个体化,可以顿服和分次服,以患者每日排 2～3 次软便、粪便 pH 5～6 为宜。乳果糖灌肠后应保留一段时间,并使患者变换体位以使全结肠均能接触。现在乳果糖已经被当作肝性脑病的标准治疗,以至于所有新的抗肝性脑病药物在考核疗效时均以其为对照。

②微生态制剂:服用不产生尿素酶的有益菌活制剂如双歧杆菌、乳酸杆菌、肠球菌等,可抑制产尿素酶细菌的生长,并酸化肠道,对防止氨和其他有毒物质的吸收有一定好处。乳果糖可促进肠道有益菌,与微生态制剂联合使用具有互补作用,可改善肠道的微生态平衡。

③新霉素:可使 70％～80％患者好转,标准剂量为 1g,3～4/d。但是,国外研究认为,新霉素仅仅是乳果糖、拉克替醇等非吸收缓泻药的替代品,可用于对非吸收缓泻药不能耐受,或者因其他原因腹泻不能服用乳果糖和拉克替醇者。尽管新霉素吸收很少,仅仅不到 4％,仍可能引起耳和肾毒性,因此,使用时间不宜超过 1 个月。

④利福昔明(国内商品名为新生霉素):是利福霉素衍生物,能抑制细菌 RNA 的合成。口服不吸收,用于新霉素不能耐受或肾功能损害的患者。利福昔明与乳果糖在减少肠内产氨菌方面具有协同作用,并且由于其适合于肾损害的患者,所以可用于较长时间的治疗。每 6h 250mg,或每 12h 500mg 口服。

3.促进有毒物质的代谢清除,纠正氨基酸代谢的紊乱

(1)降氨药物

①谷氨酸钾和谷氨酸钠:二者在 ATP 及镁离子作用下,可与氨结合形成谷氨酸胺,从肾脏排出。应用于临床已 40 余年,而现在认为该类药物只能暂时降低血氨,对脑组织内氨的浓度没有改善,并且易导致脑水肿和代谢性碱中毒而加重肝性脑病,国外已淘汰,我国一些地区仍在使用,其确切疗效仍有争议。常用剂量为谷氨酸钠 11.5g、谷氨酸钾 6.3g,加入 250～500mL 葡萄糖水中静滴,每日可重复 2～3次。谷氨酸钾、谷氨酸钠比例视血清钾、钠浓度和病情而定,尿少时用钾剂,明显腹腔积液和水肿时慎用钠剂。

②精氨酸:盐酸精氨酸是肝脏鸟氨酸循环合成尿素过程中的中间产物,可促进尿素合成,间接参与氨的清除。以 25％的盐酸精氨酸 40～80mL 加入葡萄糖溶液中,每日静滴 1 次。该药为盐酸盐,呈酸性,故适用于血 pH 偏高的患者。对于 A 型 HE 患者,由于肝衰竭时缺乏鸟氨酸氨基甲酰转移酶和精氨酸酶而导致效果较差;B 型疗效较好。

③苯甲酸钠:可与肠内残余氮质如甘氨酸或谷氨酰胺结合,形成马尿酸,经肾脏排出,因而降低血氨。治疗急性门体分流性脑病的效果与乳果糖相当。剂量为每日 2 次,每次口服 5g。

④苯乙酸:与肠内谷氨酰胺相结合,形成无毒的马尿酸,经肾脏排出,降低血氨浓度。

⑤鸟氨酸—门冬氨酸:是最近用于临床的新药。鸟氨酸能增加氨基甲酰磷酸合成酶和鸟氨酸氨基甲酰转移酶活性,其本身也是鸟氨酸循环的重要素质,促进尿素合成。门冬氨酸可促进谷氨酰胺合成酶的活性,促进脑、肝、肾的利用和消耗氨基酸以合成谷氨酸和谷氨酰胺而降低血氨。每日静脉滴注 20g,能显著降低 HE 患者血氨。

⑥鸟氨酸—α-酮戊二酸:鸟氨酸的药理机制如前所述,α-酮戊二酸可增加氨酰胺合成酶活性,其本身还是三羧酸循环的重要物质,能与氨结合形成谷氨酸,但其疗效不如鸟氨酸—门冬氨酸。

(2)支链氨基酸(BCAA):口服或静注以 BCAA 为主的氨基酸混合液,在理论上可纠正氨基酸代谢的不平衡,减少大脑中假性神经递质的形成,但对门体分流性脑病的疗效尚存争议。静脉使用支链氨基酸在临床上非常普遍,临床常用支链氨基酸液、六合氨基酸液等。如肝安注射液 250～500mL 静脉滴注,每日 1 次。Als-Nielsen 等的 Cochrane 系统评价得出,与糖类、新霉素、乳果糖、限制蛋白饮食相

比，口服或静脉输注 BCAA 对 HE 的改善优于对照组，但在生存率方面没有差异。

（3）GABA/BZ 复合受体拮抗药：如氟马西尼、荷包牡丹碱，BZ 受体的拮抗剂为氟马西尼。氟马西尼已试验性用于临床。推荐使用剂量为 0.5mg 加 0.9％生理盐水 10mL 在 5min 内推注完毕，再用 1.0mg 加入 250mL 生理盐水中滴注 30min，对肝硬化伴发 HE 者的症状有很大改善。Als-Nielsen 等的 Cochrane 系统评价结果表明，氟马西尼可以短期改善 HE，具有促醒的作用，但对 HE 的恢复和生存率没有影响。氟马西尼可以作为慢性 HE 的一种治疗措施，但不推荐常规使用。

（4）物理型人工肝或者生物型人工肝：人工肝支持系统一直是肝衰竭治疗领域的研究热点之一。其中物理型人工肝与肾衰竭时使用的血液透析效果类似；此外，还有生物型人工肝。非生物型人工肝已在我国临床广泛应用，据报道有较好疗效。因此，在正确掌握适应证的前提下，合理、规范的应用人工肝支持系统，将其作为过渡到肝移植的桥梁，可能有助于提高肝性脑病的总体临床疗效。分子吸附再循环系统是一种新的人工肝支持系统，其可以清除血浆白蛋白结合毒素，不同情况下的肝性脑病患者都可以使用。对于急性肝衰竭患者，能减轻脑水肿，改善精神状态。对于肝硬化合并肝性脑病患者，可以减轻肝性脑病的程度。因此，分子吸附再循环系统是一项有效的肝性脑病治疗措施，尤其是对于那些经传统治疗效果不佳的患者。生物型人工肝是含有猪肝细胞、人肝细胞等的人工肝，已经运用于肝性脑病的治疗，尤其是急性肝衰竭。生物型人工肝可有效降低颅内压，减轻脑水肿，并可作为肝移植的过渡疗法。治疗肝衰竭的患者，人工肝支持系统仅限于慢性基础急性发作的情况下才有效。对于急性肝衰竭的患者，其治疗效果仍有待进一步研究。

（二）肝移植

肝移植是治疗各种终末期肝病的有效方法。对肝衰竭的患者，肝移植是最积极改善症状的治疗。出现肝性脑病的肝硬化患者，不管其肝性脑病的程度和诱因如何，预后都是不佳的。有研究报道肝性脑病第 1 次出现后，患者 1 年和 3 年的存活率分别是 42％和 23％。这提示对肝硬化患者，只要无禁忌证，肝性脑病应该是肝移植的指征。但慢性肝性脑病的患者行肝移植后，神经系统的表现可能不会或仅有部分改善。因此，是否对持续性的肝性脑病患者，在引起脑器官损害前进行早期肝移植仍有争议。

（三）其他对症治疗

（1）纠正水、电解质和酸碱平衡失调：每日入液总量以不超过 2500mL 为宜。肝硬化腹腔积液患者入液量约为尿量＋1000mL/d。及时纠正缺钾和碱中毒，缺钾者补充氯化钾；碱中毒者可用精氨酸盐溶液静脉滴注。

(2)保护脑细胞功能：用冰帽降低颅内温度，降低能量消耗。

(3)保持呼吸道通畅：深昏迷者，应作气管切开排痰给氧。

(4)防治脑水肿：静脉滴注高渗葡萄糖、甘露醇等脱水剂以防治脑水肿。

(5)防治出血性休克。

(6)腹透和血透。

第六节　肝肾综合征

一、概述

肝肾综合征(HRS)是肝硬化或其他严重肝病时发生的一种预后极差的严重并发症，以肾功能衰竭、血流动力学改变和内源性血管活性系统激活，肾动脉显著收缩导致肾小球滤过率降低为特征，临床以少尿或无尿及血尿素氮、肌酐升高等为主要表现，但肾脏无器质性病变。

二、诊断

2007 年国际腹水俱乐部再一次对 HRS 的诊断标准进行了修订，2009 年美国肝病学会成入肝硬化腹水处理指南及 2％年欧洲肝病学会肝硬化腹水、自发性细菌性腹膜炎、肝肾综合征临床实践指南均引用了此诊断标准，新的 HRS 诊断标准如下。

(1)肝硬化合并腹腔积液。

(2)血清肌酐＞133μmol/L。

(3)排除休克。

(4)停利尿剂至少 2d 以上并经白蛋白扩容后血肌酐值没有改善(未降至 133μmol/L 以下)，白蛋白推荐剂量为：1g/(kg·d)，最大量为 100g/d。

(5)目前或近期没有应用肾毒性药物。

(6)排除肾实质性疾病，肾实质性病变为以下标准：尿蛋白＞0.5g/d、尿红细胞＞50 个/HP 和(或)超声下肾实质病变。

肝肾综合征分为两型：①肝肾综合征Ⅰ型：为急性型，以肾功能急剧恶化为其主要临床特征，其标准：2 周内血肌酐(Scr)超过原水平 2 倍至＞226μmol/L (2.5mg/dl)。②肝肾综合征Ⅱ型：呈现出中等程度的肾功能损伤，Scr 133～226μmol/L。进展较缓慢，较长时间内可保持稳定，常常自发性发生，自发性腹膜炎等可为诱发因素。

三、治疗

1.一般支持疗法　食用低蛋白、高糖和高热量饮食,以降低血氨、减轻氮质血症,并使机体组织蛋白分解降至最低限度。肝性脑病患者应严格限制蛋白摄入,并给予泻剂、清洁灌肠以清除肠道内含氮物质。积极治疗肝脏原发病及其他并发症如上消化道出血、肝性脑病,维持水、电解质及酸碱平衡。如继发感染,应积极控制感染,宜选用三代头孢菌素,避免使用氨基糖苷类等肾毒性较大的抗生素。应密切监测尿量、液体平衡、动脉压以及生命体征。

2.药物治疗

(1)特利加压素:2010 年欧洲肝病学会关于腹水、自发腹膜炎以及肝肾综合征的指南建议特利加压素[1mg/(4~6)h,静脉推注]联合白蛋白作为 Ⅰ 型 HRS 的一线用药,对于改善患者的短期生存率有较好疗效。其治疗目标是:充分改善肾功能至 Scr<133μmol/L(1.5mg/dl)(完全应答)。如治疗 3d 后 Scr 未能下降 25%,则应将特利加压素的剂量逐步增加,直至最大剂量[2mg/(4~6)h]。对于部分应答患者(Scr 未降至 133μmol/L 以下)或 Scr 未降低的患者,应在 14d 内终止治疗。特利加压素联合白蛋白治疗对 Ⅱ 型 HRS 患者的有效率达 60%~70%,但尚无足够数据评价该治疗对临床转归的影响。特利加压素治疗的禁忌证包括缺血性心血管疾病。对于应用特利加压素治疗的患者应密切监测心律失常的发生、内脏或肢端缺血体征以及液体超负荷。停止特利加压素治疗后复发的 Ⅰ 型 HRS 相对少见,可再次给予特利加压素治疗,且通常仍有效。

(2)米多君、奥曲肽、去甲肾上腺素:2009 年美国肝病学会成入肝硬化腹水处理指南关于 HRS 部分建议 Ⅰ 型 HRS 可应用米多君加奥曲肽,并联合白蛋白治疗;该指南同时指出去甲肾上腺素联合白蛋白在一些研究中同样有效。米多君初始剂量为 2.5~7.5mg/8h,口服,可增大至 12.5mg/8h。去甲肾上腺素使用剂量为 0.5~3mg/h 持续静脉点滴。奥曲肽初始剂量为 100μg/8h,皮下注射,剂量可增大至 200μg/8h。

(3)其他药物:持续应用小剂量多巴胺 3~5μg/(kg·min)可直接兴奋肾小球多巴胺受体,扩张肾血管,增加肾血流灌注,使尿量增多,单独应用多巴胺并不能使肾小球滤过率显著改善,与白蛋白和缩血管药物联合应用才可使肾功能得到一定改善。

3.控制腹水　支持 Ⅰ 型 HRS 患者应用腹腔穿刺放液的数据尚少,但如果存在张力性腹水,腹腔穿刺放液联合白蛋白输注有助缓解患者症状。对于Ⅱ型 HRS 患者,适度腹腔穿刺放液可减轻腹内压、肾静脉压力和暂时改善肾血流动力学。但大量放腹水,特别是不补充白蛋白或血浆扩容,可诱发或加重肾衰竭。

4.经颈静脉肝内门体分流术　经颈静脉肝内门体分流术(TIPS)是应用介入放射技术建立门静脉-肝静脉分流,对于提高肾小球滤过率,改善肾功能有肯定疗效。虽然 TIPS 支架置入可改善部分患者的肾功能,但目前尚无足够证据支持 TIPS 用于Ⅰ型 HRS 的治疗。而有研究表明在Ⅱ型 HRS 患者中 TIPS 可改善肾功能并控制腹水。由于 TIPS 可使肝窦血流减少、诱发肝性脑病、并发门静脉和肝静脉狭窄或栓塞等严重并发症,限制了其在临床的应用。

5.连续性肾脏替代治疗　连续性肾脏替代治疗(CRRT)是近年在血液透析基础上发展起来的一种新型血液净化技术。CRRT 具有稳定血流动力学,精确控制容量,维持水、电解质和酸碱平衡,改善氮质血症作用的血液净化技术,是治疗急、慢生肾功能衰竭的有效方法。CRRT 对 HRS 可能有一定疗效,但它仅起到血液净化作用,不能改善肝脏的合成和代谢功能。

6.分子吸附再循环系统　分子吸附再循环系统(MARS)是改良的血液透析系统,含有白蛋白的透析液和活性炭-离子交换柱,可选择性清除与白蛋白结合的各种毒素及过多吸收的水分和水溶性毒素。目前认为,MARS 可以清除肿瘤坏死因子、白介素-6 等细胞因子,对减轻炎性反应和改善肾内血液循环有益。一些患者经MARS 治疗可改善肝肾功能,提高短期生存率。由于 MARS 只是一种过渡性治疗,多用于等待肝移植的患者。

7.肝移植　肝移植是Ⅰ型和Ⅱ型 HRS 最有效的治疗方法。2009 年美国肝病学会成入肝硬化腹水处理指南推荐存在肝硬化、腹水、Ⅰ型 HRS 患者应尽快转诊行肝移植。HRS 患者的肝移植效果比无 HRS 的患者差。因此,在肝移植前应采用前述手段治疗,尽量恢复肾功能,以达到无 HRS 患者的疗效。对血管收缩剂有应答的 HRS 患者,可仅予肝移植治疗;对血管收缩剂无应答且需要肾脏支持治疗的 HRS 患者,一般亦可仅予肝移植治疗,因为大多数患者的肾功能在肝移植后可完全恢复。需长期肾脏支持治疗(>12 周)的患者,应考虑肝肾联合移植。随着器官移植术的发展和术后抗排异措施的完善,目前肝移植术已趋向成熟,但因供体肝源不足,使其应用受到限制。

第七节　肝脓肿

肝脓肿是细菌、真菌或溶组织阿米巴原虫等多种微生物引起的肝脏化脓性病变。临床上常见的有细菌性肝脓肿和阿米巴肝脓肿。

一、细菌性肝脓肿

细菌性肝脓肿由化脓性细菌引起，又称化脓性肝脓肿。肝脏有门静脉和肝动脉双重血液供应，肝脏内胆道系统与肠道相通，增加了感染的可能性。引起细菌性肝脓肿最常见的致病菌是大肠杆菌和金黄色葡萄球菌，其次为链球菌、类杆菌属等。细菌性肝脓肿的感染途径以胆道为主，门脉系统及全身血液循环系统次之。肝毗邻感染病灶的细菌可循淋巴系统侵入。外伤时，细菌亦可从创口直接侵入肝脏引发脓肿。隐源性肝脓肿的发生可能与肝内已存在隐匿性病变有关。

细菌侵入肝脏后，引起局部炎症，形成单个或多个小脓肿。随着病情的发展，小脓肿扩大、融合成一个或多个较大的脓肿；同时，毒素大量吸收入血造成毒血症。当脓肿转为慢性时，脓肿周边肉芽组织增生、纤维化。肝脓肿可向肝内或邻近脏器浸润导致严重的感染并发症。

（一）诊断

1.临床表现

（1）寒战、高热：是最常见的症状。体温可为高热，热型为弛张热，伴大量出汗、心率增快等感染中毒症状。

（2）肝区疼痛：呈持续性钝痛或胀痛。可伴有右肩放射痛或胸痛。

（3）全身症状：可有恶心呕吐、食欲减退、全身乏力、体重下降等全身症状。

（4）体格检查：肝区压痛、肝脏增大为最常见的体征。肝区及右下胸有叩痛。严重时局部皮肤红肿、皮温升高。

2.实验室检查

（1）血象：白细胞计数和中性粒细胞百分比明显升高。

（2）生化检查：血清转氨酶可升高。

3.辅助检查

（1）X线检查：肝阴影增大，右侧膈肌抬高，可伴有反应性胸膜炎或胸腔积液。

（2）腹部B超：可测定脓肿部位、大小及距体表深度，为首选检查方法。B超显示脓肿壁厚,呈强回声,内壁不光滑,内部为无回声液性暗区,病变后方回声增强。

(3)腹部 CT:平扫时可见单个或多个圆形或卵圆形低密度病灶,病灶边缘多数模糊,其中心区域 CT 值略高于水。增强后脓腔密度无变化,腔壁有密度不规则增高的强化,称为"环月征"或"日晕征"。

(4)腹部 MRI:T1 加权像呈圆形或卵圆形低信号;T2 加权像脓腔呈高信号。

4.并发症

(1)脓肿穿破胆道形成胆瘘。

(2)右肝脓肿向膈下穿破可形成膈下脓肿。

(3)脓肿穿破膈肌形成脓胸,甚至支气管胸膜瘘。

(4)脓肿同时穿破胆道,形成支气管胆瘘。

(5)左肝脓肿可穿入心包,发生心包积脓,甚至心包填塞。

(6)脓肿破溃入腹腔形成腹膜炎。

(7)少数脓肿穿破入胃、肠,甚至门静脉、下腔静脉等,若脓肿同时穿破门静脉和胆道,大量血液经胆道入十二指肠,可出现上消化道出血表现。

(二)治疗

1.非手术治疗　对于急性期肝局限性炎症,脓肿尚未形成或多发小脓肿时,应行非手术治疗。

(1)积极治疗原发病灶。

(2)应用抗生素:在明确病原菌前,可先用广谱抗生素,然后根据细菌培养及抗生素药物敏感试验结果,及时调整抗生素。

(3)全身对症支持治疗,保证充分营养和能量供给。

(4)单个较大的脓肿可在 B 超引导下穿刺引流,尽可能吸尽脓液并反复冲洗脓腔。可以多次进行,必要时置管引流。

2.手术治疗

(1)脓肿切开引流:对于较大的肝脓肿,估计有穿破可能,或已穿破并引起腹膜炎、脓胸的,以及胆源性肝脓肿需同时处理胆道疾病的,或慢性肝脓肿非手术治疗无效的,在全身应用抗生素的同时,应积极进行脓肿外科切开引流术。

(2)肝叶、肝段切除术:适用于慢性厚壁肝脓肿和脓肿切开引流后脓肿壁不塌陷、留有死腔或窦道长期不愈,胆瘘或存在肝内胆管结石等其他肝脏疾病需要切除累及的肝叶或肝段。

二、阿米巴肝脓肿

阿米巴肝脓肿是肠道阿米巴感染的并发症,绝大多数为单发脓肿。

(一)诊断

1.临床表现

(1)长期发热:起病多缓,有长期不规则发热、盗汗等症状,发热以间歇型或弛张型居多,有并发症时体温可达39℃以上。

(2)肝区痛:为本病重要症状,常呈持续性钝痛,深呼吸及体位改变时更明显。

(3)全身症状:有食欲不振、腹胀、恶心呕吐等全身症状。慢性病例呈衰竭状态,表现消瘦、贫血、水肿,发热反不明显。

(4)体格检查:肝脏肿大和压痛,肝区叩痛。部分晚期患者肝肿大,质地坚硬,局部隆起,易误为肝癌。

2.实验室检查

(1)血常规:急性期白细胞总数中度升高,中性粒细胞0.80左右。病程较长时白细胞总数大多接近正常或减少,贫血较明显。

(2)红细胞沉降率增快。

(3)粪便检查:少数患者粪便中可检出溶组织阿米巴。

(4)生化:碱性磷酸酶增高常见。胆固醇、白蛋白多降低。

(5)血清学检查:阿米巴抗体阳性率可达90%以上。

3.辅助检查

(1)腹部B超可测定脓肿部位、大小及距体表深度,但与其他液性病灶鉴别较困难。若肝穿刺抽出典型脓液,或脓液中找到阿米巴滋养体,即可确诊阿米巴肝脓肿。

(2)X线检查:可见右侧膈肌抬高,运动减弱。

(二)治疗

1.非手术治疗

(1)抗阿米巴治疗:选用组织内杀阿米巴药为主,辅以肠内杀阿米巴药以根治。目前大多首选甲硝唑,剂量1.2g/d,疗程10～30d。

(2)早期选用有效药物治疗,不少肝脓肿已无穿刺的必要。对恰当的药物治疗5～7d、临床情况无明显改善,或肝局部隆起显著、压痛明显,有穿破危险者采用穿刺引流。穿刺最好于抗阿米巴药物治疗2～4d后进行。穿刺部位最好在超声波探查定位下进行。每次穿刺应尽量将脓液抽净。

(3)抗生素治疗:有混合感染时,视细菌种类选用适当的抗生素全身应用。

2.手术治疗

(1)经皮肝穿刺置管引流:适用于多次穿刺吸脓未见缩小者。

(2)手术切开引流:经抗阿米巴药物治疗及穿刺引流后高热不退或脓肿破溃入胸腹腔并发脓胸或腹膜炎者。

(3)肝叶、肝段切除术适用于慢性厚壁肝脓肿和脓肿切开引流后脓肿壁不塌陷、留有死腔或窦道长期不愈者。

第八节　原发性肝癌

一、概述

原发性肝癌以肝细胞癌最多见,肝母细胞瘤和胆管细胞癌少见。肝细胞癌最常见病因是乙型和丙型慢性病毒性肝炎,其次是肝硬化和黄曲霉素。肝癌男性多见,发病率随年龄增加而增加。肝内转移是最常见的转移方式,此外尸检提示40%～57%的肝癌患者存在肝外转移,其中肺转移(>50%)最常见。症状性肝癌预后差,应针对高危人群做好预防和筛查工作。

二、诊断

1.临床表现

(1)症状:肝癌早期无特殊症状或体征。晚期通常出现典型临床症状,最常见症状是右季肋部或上腹部疼痛,其次为体重下降,虚弱,腹胀,非特异胃肠道症状等。

(2)体征:最常见体征包括肝大,腹水,发热,脾大,黄疸和肝脏血管杂音等。肝癌经常伴有肝硬化,如肝硬化患者突然出现无法解释的病情变化应考虑肝癌。

2.实验室检查　血清肿瘤标志物:肝癌最常用的标志物是 AFP(甲胎蛋白)。AFP>500ng/mL 通常提示肝癌,但如果肝硬化患者影像学检查提示肝脏肿块直径>2cm 并提示肝癌时,AFP>200ng/mL 即可诊断。AFP 值越高则肝癌的可能性越大,AFP 值进行性上升也高度提示肝癌。AFP 20～500ng/mL 尚可见于肝硬化,慢性病毒性肝炎,急性肝坏死后肝脏再生,转移性肝癌和生殖细胞肿瘤等。AFP 敏感性仅为 39%～64%,其他肿瘤标记物尚未证实优于 AFP。AFP 需联合影像学检查来诊断肝癌,但 AFP 的升高提示患者需要接受进一步检查。

3.辅助检查

(1)影像学检查:影像学检查对肝癌的诊断至关重要。

(2)超声检查:敏感性为48%,特异性为97%。大约2/3有症状的肝细胞癌是高回声团块,其余的则是高低回声混合占位,小肝癌多为低回声。超声多普勒技术可有效显示肝脏血管和胆管系统,超声造影技术的应用可以更好地鉴别肝脏良恶性结节病灶。

(3)增强CT扫描:敏感性为67.5%,特异性为92.5%。多排螺旋CT动态增强扫描可以分为平扫期、动脉期、门脉期和延迟相。平扫期病灶大多数表现为低密度,部分为等密度或高密度。肝细胞癌典型表现是动脉期肿块的CT值迅速上升超过正常肝实质,达到峰值后迅速下降,门脉期和延迟相病灶CT值继续下降而正常组织CT值逐渐上升。如果病灶直径>2cm即可以诊断肝癌,如果病灶直径在1~2cm则需要联合MRI和超声等检查来进一步确诊。CT中的富血管病灶(即动脉期增强,门脉期和延迟相与周围肝组织密度相同)除肝癌外,还需要鉴别异型性增生结节,动脉—门脉分流,或不典型血管瘤等,如果病灶>1cm但血清AFP<200ng/mL应进行活检,如病灶<1cm应接受密切随访。

(4)增强MRI扫描:敏感性为80.6%,特异性为84.8%,可能略优于CT。多使用造影剂,其表现类似CT表现,T1加权像的低强度信号是其典型表现。

(5)肝动脉造影:肝癌病灶血管丰富,但肿瘤的动脉管径不规则,并不逐渐变细,小分支往往呈现异常的形态。肿瘤内的动静脉异常吻合可以表现为肝静脉早期充盈,反向充盈门静脉,毛细血管排空延迟等。在计划对肝癌进行栓塞化疗前必须进行血管造影。

(6)腹腔镜检查:主要用于明确有无腹膜和其他肝外转移,明确肝脏非瘤部分是否存在肝硬化并在直视下取得肝组织活检。

(7)组织学检查:可通过经皮活检或细针穿刺,经超声或CT引导活检可以提高阳性率。但针刺活检可能会有针道肿瘤扩散的危险,许多学者建议仅在肝动脉造影无法明确诊断或是已明确存在肝外病灶时考虑组织学检查。

三、治疗

肝癌首选外科治疗,选择治疗方式时应综合考虑患者的肝功能情况以及有无肝外转移。

1.肝移植(OLT)　适用于无法切除但局限于肝脏的肿瘤,或肝功能差,有门脉高压而无法接受切除手术的患者,对于后者,肝移植优于其他治疗方式。肝移植后需要终身免疫抑制治疗,手术费用高,肝源紧张。

2.肝部分切除　适用于局限于肝脏、单个肿瘤且直径<5cm、位于可切除部位、未侵犯血管、具有足够储备肝功能的患者。切除手术难度大,复发率高。

3.经皮乙醇(PEI)和醋酸注射(PAI)　适用于单个肿瘤且直径<5cm 或 3 个以下肿块且每个直径<3cm,也用于等待肝移植、不愿/不能手术治疗的患者,禁忌证包括腹水、未经纠正的凝血功能障碍和肝外转移。有引起肿瘤针道转移的风险。

4.射频消融治疗(RFA)　适用于直径<3cm 的肿瘤,其 3 年总生存率、无病生存率、有效率及复发率均优于 PEI。其他消融治疗还包括微波消融、冷冻消融等。

5.经动脉化疗栓塞(TACE)　适用于肝功能相对较好(ChildA-B),但瘤体较大或位于中心位置而无法进行其他治疗的肿瘤。术后常见不良反应有一过性发热、肝区疼痛。禁忌证为门静脉主干堵塞,对于此类患者,动脉内注射放射性核素如^{131}I,^{188}Re 标记的碘油或 90γ 标记的微球体是可选择的治疗方式。

6.分子靶向治疗(索拉非尼)　该药物是一种口服多激酶抑制剂,具有抗增殖和抗血管增生的作用,适用于有肝外转移患者,可以改善患者预后。

7.化疗　应答率在 15% 以下,在对照研究中并未证实有效。

第五章　胆胰疾病

第一节　急性胆囊炎

一、概述

急性胆囊炎是细菌感染、化学刺激及胆囊缺血等原因引起的胆囊急性炎症。急性胆囊炎有急性结石性胆囊炎和急性非结石性胆囊炎。以胆囊炎的临床病理学特征进行分类,急性胆囊炎可分为急性单纯性胆囊炎、急性化脓性胆囊炎、急性坏疽性胆囊炎和胆囊穿孔 4 种类型。

病因及发病机制如下。

(1)胆囊结石:结石梗阻/嵌顿于胆囊管或胆囊颈,损伤胆囊颈部黏膜,致局部水肿、炎性改变,从而导致胆囊炎,甚至坏死。

(2)细菌感染:可由全身感染或局部病灶之病菌经血行、淋巴、胆道、肠道,或邻近器官炎症扩散等途径侵入,或寄生虫的侵入及其带入的细菌,致病菌主要为革兰阴性杆菌,以大肠埃希菌最为常见,其他致病菌还有肠球菌、绿脓杆菌、厌氧菌等。

(3)胆汁中高浓度的胆盐或胰液反流进入胆囊,具有活性的胰酶,均可刺激胆囊壁发生明显炎症变化。

(4)血管因素:由于严重创伤、烧伤、休克、多发骨折、大手术后等因血容量不足、血管痉挛,血流缓慢,使胆囊动脉血栓形成,致胆囊缺血坏死,甚至穿孔。

(5)其他:食物过敏、糖尿病、结节性动脉周围炎、恶性贫血等,可能与胆囊炎发病有关。

二、诊断

1.临床表现

(1)症状

①胆绞痛:典型发作过程是右季肋部或上腹部突发性绞痛或持续性剧痛阵发

性加重,疼痛常放射至右肩胛下区,于进食脂肪餐或饱食后发生;患者辗转不安,常伴有恶心、呕吐、厌食等。

②部分患者可有轻度黄疸,提示可能同时存在胆总管梗阻(有胆总管结石或胆囊颈压迫所致胆总管扩张梗阻-Mimzi's综合征可能)。

③多数患者有中等度发热,可有寒战、纳差、腹胀。

④当有胆囊坏死、穿孔时可出现高热、寒战、腹痛加剧,严重者可出现烦躁、谵妄,甚至昏迷、休克等表现。

(2)体征

①右上腹压痛,Murphy征阳性,可有肌紧张和反跳痛,30％～50％患者可触及肿大胆囊。

②部分患者可有巩膜黄染。

③当出现脉搏加速、呼吸加快、血压下降及弥漫性腹膜炎等表现时,提示病情加重,有发生胆囊坏疽或穿孔可能。

2.实验室检查

(1)血白细胞:总数及中性粒细胞数增高,可出现核左移。

(2)血总胆红素可升高。

(3)血清淀粉酶:当伴发胰腺炎时可升高。

3.辅助检查

(1)B型超声波检查:有确诊意义,可确定有无结石存在,表现为胆囊内强回声及后方的声影;胆囊增大、胆囊壁水肿而呈"双边"征,严重者出现胆囊周围渗液或包裹性积液。

(2)腹部CT检查:对B超检查后仍不能明确诊断者有帮助。适用于了解胆系肿瘤,是否合并胰腺病变,及胆总管下段有无结石等。

(3)磁共振及胰胆道成像(MRI＋MRCP):适用于伴有梗阻性黄疸的患者,了解有无胆总管梗阻及梗阻原因。

三、治疗

积极地保守治疗为主,控制病因与改善症状,尽可能避免急诊手术。

1.禁食　必要时行胃肠减压,静脉补充液体和电解质,合理的能量支持。

2.应用解痉止痛药　如山莨菪碱、丁溴东莨菪碱等;镇痛剂使用需注意勿掩盖病情变化,以免遗漏胆囊穿孔诊断。

3.抗生素　主要选择针对革兰阴性杆菌和厌氧菌的抗生素,如头孢曲松、头孢哌酮舒巴坦、喹诺酮类、甲硝唑等抗菌药物。

4.其他治疗　对于有糖尿病的患者要注意控制血糖,纠正酮症。急性期慎用利胆药。

5.手术治疗

(1)急性胆囊炎胆囊结石是胆囊切除术的适应证。可依患者情况选择腹腔镜下手术或开腹手术。如患者全身状况允许,可行胆囊切除术,应争取应用抗生素等手段使胆囊炎症得到有效控制,症状缓解,待炎症吸收消退后择期手术。

(2)胆囊造瘘术:如患者病情危重,手术条件差,胆囊炎症重,非手术效果欠佳,可选择该术式,以引流为主,使炎症进展得到遏制。

(3)如胆囊穿孔,胆囊周围积脓,炎性包裹及粘连较重,可切开引流,控制炎症。

6.合并症治疗　如急性胆囊炎同时合并胆总管结石、胆总管梗阻,可同时行ERCP十二指肠乳头切开取石或者术中胆总管切开取石。

第二节　慢性胆囊炎

一、概述

慢性胆囊炎是胆囊的慢性炎性病变,是急性胆囊炎反复发作的结果。胆囊结石是引起慢性胆囊炎的主要原因,由于胆囊结石引起胆囊长期反复发作炎症,导致胆囊功能减退,甚至完全丧失功能。无结石的慢性胆囊炎患者在国人中也不少见,是由于胆固醇的代谢发生紊乱,而致胆固醇沉积于胆囊的内壁上,引起胆囊慢性炎症。

二、诊断

1.临床表现

(1)症状:多数表现为胆源性消化不良,厌油腻食物,上腹部饱胀、不适,嗳气,胃部灼热等;部分患者表现为间歇发作的右上腹或右季肋处隐痛,有时放射至右肩胛下、右腰部。结石梗阻胆囊管时,可呈胆囊炎急性发作,但当结石移动、梗阻解除,疼痛即迅速好转。

(2)体征:查体可无阳性体征。部分患者右上腹肋缘下或剑突下有轻压痛,或压之有不适感;胆囊管慢性梗阻所致胆囊积液者可扪及肿大的胆囊。

2.辅助检查

(1)B型超声波检查:超声波检查是慢性胆囊炎的基础诊断方法和重要手段,除了可探查出胆囊结石和沉积物、胆囊外形改变外,还可观察胆囊壁有无毛糙、增厚等征象,亦可间接测评胆囊收缩功能。

(2)核素胆囊显像检测胆囊收缩功能较为准确,如不显像也可佐证胆囊炎可能。

(3)CT检查:作为鉴别诊断的手段,优于B超检查。尤其对于胆囊壁明显增厚的病例可用以与胆囊癌鉴别。

三、治疗

1.非手术治疗　针对一些有胆囊结石的慢性胆囊炎可以限制脂肪类饮食、口服利胆药物和溶石药(如熊去氧胆酸)治疗。

2.手术治疗　大部分伴有胆囊结石的慢性胆囊炎需手术治疗;无结石的慢性胆囊炎如症状长期存在不易缓解且胆囊功能减退或消失也应选择手术治疗。

(1)胆囊切除术:适合于长期有临床症状、胆囊功能减退或消失、伴有或不伴有胆囊结石的慢性胆囊炎;慢性胆囊炎有恶变者,可采用腹腔镜下胆囊切除;如胆囊与周围粘连较重,萎缩和界限欠清的胆囊炎,或者有腹腔镜手术禁忌的患者则行开腹胆囊切除术。

(2)腔镜下或腹部小切口胆囊切开取石(保留胆囊)手术:该手术适用于胆囊功能较好,胆囊内结石少的患者,但有结石再发生及结石残留可能,也有术中造成结石排入胆总管造成胆总管梗阻或胆道感染的风险。

第三节　胆石症

一、概述

胆石症指胆囊、胆管等胆道系统的任何部位发生结石的疾病。本病随着年龄的增长发病率也增高,在同一年龄组中,女性患者发病率高于男性。目前主要以结石剖面结构和结石化学成分为基础分为胆固醇结石、胆色素结石及混合性结石。胆固醇结石质较硬,多发生在胆囊内,80%以上的胆囊结石为胆固醇结石。胆固醇结石的形成,主要是由于肝细胞合成的胆汁中胆固醇处于过饱和状态,以及胆汁中的蛋白质促胆固醇晶体成核作用,另外应归因于胆囊运动功能损害,它们共同作用,致使胆汁淤滞,促发胆石形成;胆色素结石多似泥沙状,好发于胆管系统,以肝内胆管较多见,细菌感染是原发性胆管结石形成的主要原因;混合性结石含钙较多,其剖面呈层状,可位于胆囊或胆管内。若按结石部位可分为胆囊结石,肝内、肝外胆管结石等类型。

二、诊断

根据患者的病史、临床表现、体征及辅助检查等一般可做出诊断。

(一)临床表现

胆石症的三大主要症状是腹痛、发热与黄疸,临床表现常因患者胆结石发生的部位不同,而有所差异。

1.胆囊结石　临床症状多与结石的大小、部位,是否有梗阻、伴发炎症等因素有关。①单发胆囊结石,多无症状。②当胆囊结石嵌顿于胆囊颈部、胆囊管时,可出现胆绞痛,当结石排入胆总管时,也可出现胆绞痛。疼痛多表现为右上腹、中上腹绞痛,疼痛向腰背部、右肩部、肩胛部放射,可伴有大汗,部分患者有恶心、呕吐等。疼痛一般呈阵发性,可持续 1～2h,若持续 6h 以上不缓解,多考虑有继发急性胆囊炎的可能。若结石嵌顿时间过长,胆囊内的胆汁由于出口受阻而淤滞,使内压增高,部分炎性介质参与使其黏膜损伤,若压迫到动脉可引致胆囊的坏死或穿孔。③发热:部分可伴有发热。④体检时,上腹部压痛,反跳痛,可有 Murphy 征阳性。

2.肝外胆管结石　胆管结石可来自胆囊,亦可原发于胆管。多有症状,主要为胆道梗阻及继发胆道感染,部分患者可有:①胆绞痛:表现为右上腹、中上腹绞痛,疼痛可向腰背部、右肩部、右肩胛部放射。②发热:可伴有发热。③黄疸:黄疸的深浅与嵌顿程度有关。④体检时,右上腹压痛,肝区叩痛。

3.肝内胆管结石　结石原发于左右肝管分叉以上处,临床表现常因结石出现部位不同而有所差异,散在于肝内胆管的小结石腹痛可不明显。

(1)右上腹疼痛:急性发作时,可有肝区疼痛,多呈持续性,常放射至右肩和右肩胛区。

(2)发热或黄疸:当结石引起局部梗阻及继发胆道感染时,部分患者可有一过性发热及黄疸。

(3)体检时,可有肝肿大,局部有压痛。若结石排入胆总管,其临床表现与肝外胆管结石相同。

4.Mirizzi 综合征　当结石在胆囊颈部或胆囊管嵌顿使胆总管、肝总管出现狭窄或梗阻时,可并发胆管炎、黄疸及肝功能损害。

5.Charcot 征　当结石阻塞胆管且继发有胆管炎时,可出现胆绞痛、发热寒战及黄疸三联征,重者可有全身的感染或感染性休克。

(二)辅助检查

1.B超检查　B超是最基本、最重要的检查,对直径大于 2mm 的结石确诊率高,可显示为强回声光团,后方伴声影。

(1)胆囊结石:超声表现为胆囊内单个或多个实性强回声的光团,随体位可动,后方可有结石声影。

(2)肝外胆管结石:超声表现可为肝外胆管有不同程度的扩张,有时其强回声的光团不易动,其后方伴声影,与胆管壁分界清。

(3)肝内胆管结石:超声表现为肝内出现单个或多个强回声的光团或索条状光带,后方可有声影,若结石阻塞远端小胆管可显示为囊状、小管状或多叉样的扩张,可有胆管增厚、回声增强、肝实质不均匀增粗。由于B超是无创、经济、可重复的检查手段,常作为诊断胆囊结石的首选方法。

2.胆囊造影　口服胆囊造影法,可显示出胆囊阴性结石以及了解胆囊的大小、形状及收缩功能。胆囊造影法诊断胆囊结石准确率有 60%,目前,此法较少用。对肝内胆管结石并胆管梗阻者也不宜采用此方法。

3.经内镜逆行性胆胰管造影(ERCP)　应用十二指肠镜插入至十二指肠降段,通过十二指肠乳头开口处插管,并经该导管逆行注入造影剂使胆管及胰管在 X 线下显影的技术,可以确定胆管远端梗阻的部位和原因。ERCP 是目前诊断胆总管结石准确性最高的方法之一,在检查诊断的同时可行内镜下的治疗。对于年轻女性、复发性胰腺炎、胆管直径小于 5mm、Oddi 括约肌功能障碍等多种危险因素并存的患者,尽量避免诊断性 ERCP,而用 MRCP 或 CT 协助。

4.磁共振胰胆管造影(MRCP)　磁共振胰胆管造影是利用磁共振成像技术使胰胆管显影,胆结石在磁共振胰胆管成像时表现为充盈缺损。MRCP 检查具有无创伤、不需造影剂、不需插管等优点,可以显示肝内胆管,检出结石的敏感性较高,对于肝内胆管结石的诊断,MRCP 检查是最理想的方法之一。目前,MRCP 成为胰胆管系统疾病诊断的首选方法。

5.经皮肝穿刺胆道造影(PTC)　经穿刺针直接将胆道造影剂注入肝内胆管,能清晰地显示胆道系统的情况,可了解胆管内病变的部位、程度以及范围,有助于黄疸的鉴别。此方法用于肝内外胆管结石的定位,对于胆管有无梗阻的判断有重要价值,临床上逐渐替代静脉胆道造影。但 PTC 是一种损伤性检查方法,可能会出现胆汁外漏、出血、气胸及急性胆管炎等并发症,主要并发症是胆汁性腹膜炎和腹腔内出血。

6.电子计算机 X 射线断层扫描(CT)　胆结石在 CT 检查中,可表现为高、中或低密度,为单发或多发,高密度结石多为胆色素结石,CT 值 50Hu 以上,低密度结石多为胆固醇结石,CT 值在 40Hu 以下。胆管结石可有胆管内异常密度的占位显示,有胆管扩张。

7.超声内镜(EUS)　EUS 检查是将微型高频超声探头安置在内镜前端,是一种很有价值的非介入性诊断手段,采用微细超声探头,能通过普通胃镜活检孔插入到十二指肠乳头开口及胆总管或胰管内进行管腔内超声内镜检查。EUS 在胆总管结石诊断方面,不论胆管是否扩张,不论结石大小,都明显优于 B 超和 CT,尤其是小结石的诊断,而比 ERCP 更少侵袭性,更安全。

8.术中或术后直接胆道造影　胆道手术中可用胆囊穿刺法、经胆囊管插管法、胆总管穿刺法,可经胆囊管或直接穿刺胆总管,注入造影剂,显示肝内、肝外胆管影像,可显示胆管有无结石影及胆管有无狭窄,以决定是否需要探查胆总管。若术前未行 ERCP 或 PTC,则术中胆道造影很有必要。术毕在拔除 T 形管前,行 T 管逆行胆道造影,可了解胆道有无残余结石影及有无狭窄或梗阻。术中胆道造影的价值在于造影正常可避免不必要的胆总管切开,减少胆道残余结石率,正确判断胆道解剖关系,避免胆道损伤。

9.胆道镜　在胆道手术中,从探查胆总管的切口处插入胆道镜,观察胆总管下端有无结石等,可了解胆总管下端出口的方位及形态,将胆道镜向上导入肝内,观察肝内胆管有无结石等情况。术后可经 T 管或皮下空肠盲袢等插入胆道镜观察胆管内有无狭窄、梗阻或残余结石等情况。胆道镜在诊断方面的优点是能够直视胆管内部真实面貌,并对可疑病灶取活体组织以行病理确诊。

(三)实验室检查

当胆石症患者有胆道梗阻及并发胆道感染时,则胆红素代谢、血清酶学、肝功能等表现为异常。一般出现血白细胞计数、胆红素升高,常伴一过性 ALT、AST 升高,AKP、γ-GT 亦升高,若并发急性胰腺炎时,血、尿淀粉酶可升高。

(四)诊断依据

部分胆囊结石患者可无症状,在体检 B 超时被发现系胆囊结石而作出诊断。而部分患者有上腹痛,结合 B 超或 CT 可作出诊断。因胆总管结石诊断较为困难,B 超或 CT 诊断的敏感性较低,若行 MRCP 或 EUS 可明确诊断。疑胆总管结石并有感染者,可行 ERCP 以明确诊断并治疗。

三、鉴别诊断

1.先天性胆总管扩张　由于胆总管扩张、胆管远端狭窄并继发感染,可有右上腹疼痛、恶心呕吐、黄疸、发热等,与胆石症相似,行 B 超检查易作出鉴别诊断;通过 ERCP 术,可显示出扩张的胆总管。

2.急性胰腺炎　有上腹部疼痛,伴恶心呕吐或黄疸,症状有时类似胆石症。本病可有血、尿淀粉酶升高,行 B 超检查有助于鉴别诊断。

3.消化性溃疡并穿孔　胃、十二指肠溃疡穿孔的早期症状可类似于胆石症,表现为右上腹部剧烈疼痛,其腹痛范围较大,行腹部平片和腹腔穿刺术有助于明确诊断。

4.急性肠梗阻　可有腹痛、恶心、呕吐或大便秘结,可与胆石症相鉴别。但急性肠梗阻有腹胀、肠鸣音高调或气过水音,腹部 X 线平面可见肠管积气及气液平面。

5.肝脓肿　可有右肝区痛、发热及消化道症状,可类似胆石症。但肝脓肿的发热及寒战较为突出,有比较明显的全身消耗症状,B 超检查有助于鉴别诊断。

6.胆道蛔虫症　常表现为突然发作的上腹部剧烈绞痛,可伴有钻顶感,间歇期可不痛,腹部柔软而疼痛不明显。

7.右侧肾结石　常表现为肾绞痛,疼痛常自腰部或腹部开始,向大腿内侧或外生殖器放射,伴有排尿困难及血尿等症状,B 超检查有助于鉴别诊断。

8.高位急性阑尾炎　右上腹疼痛或伴恶心、呕吐、发热。但高位阑尾炎的腹痛可能先始于上腹或中腹,右下腹也常有压痛,B 超检查有助于鉴别诊断。

9.胰头癌、胆管癌及壶腹周围癌　以梗阻性黄疸为主要表现,黄疸呈进行性,超声显示无回声,CT、MRCP、ERCP 等可显示为胆管局部受浸润而狭窄。

10.黄疸型肝炎　胆石症合并感染时多数病例有黄疸及丙氨酸转氨酶升高,在起病初期,尤其是在肝炎的病原学诊断未确立之前及病因未明的肝炎,临床上易与黄疸型肝炎相混淆,通过肝炎的有关病原学检验,B 超检查等有助于鉴别诊断。

11.急性心肌梗死　其疼痛有时可放射至右上腹或中上腹,血液检查有心肌酶谱的升高,心电图检查见异常 Q 波,ST 段抬高、T 波倒置等有助于鉴别诊断。

四、治疗

(一)消炎利胆,解痉对症治疗

胆石症合并急性炎症时应卧床休息,禁食,必要时胃肠减压,静脉输液,补充维生素及电解质等。腹痛剧烈可用解痉止痛剂如硝酸甘油、阿托品或哌替啶等,一般禁用吗啡,它可使 Oddi 括约肌痉挛而增加胆管内的压力。消炎药可用头孢类、甲硝唑、奥硝唑等,可视血或胆汁培养及药物敏感试验情况应用抗生素。

若胆道无明显梗阻,可用分泌性利胆药,如茴三硫(国嘉胆维他)25mg,3/d,可促进胆汁分泌增多。

(二)胆结石的非手术疗法

1.口服药物溶石疗法　　口服药物溶石并不能溶解所有的结石,对胆固醇结石有效,溶石治疗的药物有鹅去氧胆酸及其衍生物熊去氧胆酸,Rowachol,Pravastatin,Lovastatin。适应证为:①胆囊结石直径在 15mm 以下。②胆囊结石为含钙较少的 X 线可透过的胆固醇结石。③胆囊管通畅,胆囊功能良好。④患者肝脏功能正常。⑤无妊娠;老年或其他疾病不能耐受手术的患者。禁忌证为胆结石伴有明显的胆绞痛、发热与黄疸等临床表现的患者,胆囊功能异常者,妊娠患者。

(1)鹅去氧胆酸(CDCA):口服鹅去氧胆酸后,胆汁酸池可扩大,肝脏分泌胆固醇减少,胆囊内胆汁中胆固醇转为非饱和状态,使胆囊内胆固醇结石有可能得到溶解或消失。但该药对肝脏有一定的毒性反应,如谷丙转氨酶可升高,可有腹泻。常用剂量为每日 10~15mg/kg,分 3~4 次,于日间及睡前服用。

(2)熊去氧胆酸(UDCA):口服熊去氧胆酸使胆汁中胆汁酸组分变化,可抑制 HMG-CoA 还原酶的活性,使胆固醇分泌减少,还可使胆固醇与卵磷脂耦合形成多层的微脂粒,以液晶相方式溶解胆固醇,其溶解胆固醇能力较强。其溶石作用强于鹅去氧胆酸,不良反应少于鹅去氧胆酸。常用剂量为每日 8~13mg/kg,分 3~4 次,于日间及睡前服用。

(3)乐活可:口服乐活可后,胆汁中胆固醇饱和指数下降,利于胆固醇结石溶解,也可抑制 HMG-CoA 还原酶的活性,其单独应用效果欠佳,若与鹅去氧胆酸或熊去氧胆酸合用,则有较好效果。

(4)他汀类:为 HMG-CoA 还原酶抑制剂,可抑制胆固醇的合成,对胆固醇结石有溶解作用。可用洛伐他汀 20mg,1~2/d,普伐他汀 20mg,1~2/d,辛伐他汀 10~40mg,1~2/d,氟伐他汀 20~40mg,1~2/d。不良反应有胃肠道症状、失眠、皮疹和转氨酶增高等。

治疗期间每半年作 B 超或口服胆囊造影 1 次,以了解结石的溶解情况。由于此种溶石治疗的药物有一定的不良反应,服药时间长,如停药后 3 个月,胆汁中胆固醇又将重新变为过饱和状态,结石可复发;若结石溶解后突然停药,约 50% 患者的结石可复发。一般 6 个月至 4 年可有复发。

2.直接接触溶石法　将溶石治疗的药物直接注入结石局部,行灌注治疗溶石。常采用的有经皮经肝胆管插管或经肝胆囊插管方法、经鼻胆管灌注治疗、经 T 形管灌注治疗,可用于胆管结石。

最早使用的药物有胆酸钠、肝素、乙醚、氯仿等,因不良反应大而未广泛应用,目前采用的溶石药物因胆固醇结石及胆色素结石的成分不同而有以下几种。

(1)可溶解胆固醇结石的药物

①单辛酸甘油酯:主要用于胆管残余结石的治疗,溶石较慢,需数天到数周,主要不良反应为腹痛、恶心、呕吐或腹泻等。

②甲基叔丁醚(MTBE):快速的胆固醇溶解剂,溶石能力较单辛酸甘油酯强。MTBE 有较多不良反应:进入十二指肠可引起十二指肠炎、溃疡或出血;进入血液可引起全身毒性,如嗜睡、恶心、呕吐等,重者可有低血压、溶血、肾功能损害等。甲基叔丁醚可使橡胶制品或导管溶解或软化,故不用橡胶类管。

③丙酸乙酯:丙酸乙酯对肠黏膜的毒性小于甲基叔丁醚,溶石效果优于甲基叔丁醚。

(2)可溶解胆色素结石的药物

①二甲基亚砜:是胆色素结石的主要溶解剂,未发现明显不良反应。

②依地酸钠(EDTA)复合溶液:依地酸钠能结合胆色素结石中的钙镁等多种金属离子,与胆红素结石形成可溶性复合物,分解胆石中的糖蛋白网状物质,使胆色素结石崩解,对人体无明显毒性,胃肠道只吸收微量,若长期使用可影响微量元素的吸收,常与胆酸、肝素等配合使用。

此类溶石治疗的药物均为溶液,系直接通过各种导管(如 PTCD 导管,T 管等)灌注而进入胆道系统,起溶石作用,不能口服,其效果不尽相同。

(三)胆结石的碎石治疗术

1.体外冲击波震波碎石(ESWL)　ESWL 方法治疗胆囊结石的主要适应证为胆囊内胆固醇结石,口服胆囊造影显示为阴性结石,结石直径在 12~15mm 者不超过 3 枚,直径在 25mm 以下者仅 1 枚,胆囊收缩功能正常,通过此法,可使胆囊结石粉碎而排出。其禁忌证为胆囊造影阳性结石,胆囊萎缩、壁厚,胆囊急性炎症,胆囊畸形等使结石不易定位,严重的心、肺、肝、肾等疾病,有妊娠的患者。

ESWL 方法治疗胆管结石的主要适应证为胆管结石手术后残留结石或胆管结石引起腹痛、黄疸等,B 超等检查有胆管结石并予定位;其禁忌证为胆管结石充满,胆管急性炎症,胆管狭窄或畸形。

2.体内碎石　应用胆道镜,十二指肠镜置管溶石或碎石。

（1）内镜下机械碎石术：通过内镜活检孔插入碎石器，在 X 线下，注意将碎石网篮通过结石处后，打开网篮套住结石，经手柄操作，使网篮夹碎结石并拉出。其适应证为肝外胆管残留或复发性结石，患者胆囊切除不带有 T 管；胆管残留结石，患者胆囊切除术后带有 T 管，T 管窦道未成或 T 管取石失败者；胆管结石患者，胆囊未切除，老年患者、外科手术高危人群，结石伴乳头嵌顿等。机械碎石时，应避免在胰腺段胆管内碎石，而应在胆总管中段进行。

（2）液电碎石术：胆道镜见结石后，在 X 线观察下，使电极接触结石，通过孔道应用盐水使胆道充满，调节碎石机功率使结石碎开。

（3）激光碎石术：胆道镜见较大结石，通过钳口使激光光导纤维对准结石发射使结石碎裂。

（四）胆总管结石的内镜下取石

胆总管结石的内镜下取石包含内镜下十二指肠乳头括约肌切开取石术（EST），内镜下乳头气囊扩张术（EPBD），内镜下鼻胆管引流术（ENBD）。

禁忌证为患者全身状况极差，心、肺、肝、肾及脑部病变或功能衰竭；食管、贲门、幽门或十二指肠球部狭窄，十二指肠镜难以通过者；有严重凝血机制障碍或出血性疾病患者。

EST 是将十二指肠镜插入并观察患者十二指肠乳头及开口，经此插入导管注入造影剂，在 X 线透视下观察胰管、胆管及胆囊显影并拍片，以确定胆总管结石的大小、数量、部位和胆管狭窄程度等，进行十二指肠乳头括约肌切开术。插入乳头切开刀，将切开刀自乳头开口处沿胆总管方向插入并切开乳头，切开后，观察有无胆汁流出，有无结石排出。小于 1cm 的结石可能自行排出，也可用 EPBD 气囊取出；小于 1.5cm 的结石，应用碎石网篮夹碎结石并拉出；大于 1.5cm 的结石，在机械碎石后，应用碎石网篮或气囊取出结石；胆总管的巨大结石，若机械碎石遇到困难，可用 ENBD，行体外冲击波震波碎石，再用取石术。

EPBD 是十二指肠镜进入十二指肠后经乳头向胆总管内插入柱状气囊导管，使气囊充盈，以一定的压力扩张胆总管下段及 Oddi 括约肌，再应用碎石、取石术将胆总管内结石取出。

ENBD 是通过十二指肠镜，将鼻胆管置入胆管适当部位，从患者一侧鼻腔引出，使胆管阻塞处或病变部位胆汁引流至体外的内镜下治疗术。

（五）经皮经肝胆道镜取石（PTCS）

PTCS 是指通过经皮肝穿胆道引流术（PTCD）所形成的窦道，插入胆道镜进行取石治疗的技术。

适应证为上部胆管或胆管末端狭窄，胆总管结石，肝内胆管结石，乳头周围憩室。

禁忌证为化脓性胆管炎，高度黄疸，严重心、肝、肾机能衰竭和大量腹水者，严重凝血机制障碍或出血性疾病患者。经皮经肝胆道镜取石术结石取净率达80％，严重的胆管狭窄是影响治疗效果的主要因素。

(六)经皮经肝胆囊镜取石

经皮经肝胆囊镜检查(PTCCS)是先在B超引导下行经皮经肝胆囊穿刺置管造影、引流术，待瘘道形成，可行胆囊胆道镜检查及取石治疗。

(七)T管取石术

包含X线下经T管窦道取石及T管胆道镜取石术。行T管造影，了解结石的部位、大小、形状与数量，在X线监视下，经T形管插入导丝，拔出T形管，再经导丝插入取石网篮。张开网篮，网住结石后收紧网篮，取出结石，再放置T形管进行引流。禁忌证：T形管道过长、过于弯曲或胆道急性炎症，严重心、肝、肾机能衰竭和大量腹水患者，严重凝血机制障碍或出血性疾病患者。

(八)手术疗法

外科治疗可依患者结石部位不同而采用不同术式。

第四节　急性胰腺炎

一、概述

急性胰腺炎(AP)是指多种病因引起的胰酶激活，继以胰腺局部炎症反应为主要特征，伴或不伴其他器官功能改变的疾病。临床可分为轻症急性胰腺炎(MAP)和重症急性胰腺炎(SAP)，前者多呈自限性，预后良好；后者少见，但病情危重。AP的病因众多，常见有胆石症(包括微小结石)、饮酒、高脂血症等，其发病与胰酶的激活、炎症介质的活化、胰腺血液循环紊乱、细胞凋亡等因素密切相关。

二、诊断

1.临床表现

(1)常因胆石症、大量饮酒或暴饮暴食发病。

(2)症状：突发中上腹持续性疼痛，伴阵发性加剧，可向腰背部放射，弯腰抱膝或前倾坐位时可减轻。伴恶心、呕吐，腹胀及中度以上发热，重症患者可出现休克和多器官功能衰竭。

(3)体征:轻症患者可仅有上腹部轻压痛,重症患者可出现腹膜刺激征,腹水,胁腹部青紫斑(Grey-Turner 征),脐周青紫斑(Cullen 征)。部分患者可出现黄疸。少数患者可因脾静脉栓塞出现门静脉高压,脾脏肿大。罕见横结肠坏死。胰周脓肿或假性囊肿时上腹部可触及肿块。

2.实验室检查

(1)血清酶学测定:血清淀粉酶一般在发病后 6～12h 开始升高,48～72h 开始下降,3～5d 恢复正常,重症患者持续时间更长。血清脂肪酶常在起病后 24～72h 开始升高,持续 7～10d,升高超过 1.5U/mL。血清淀粉酶及脂肪酶活性与疾病严重程度无关。

(2)血清标志物:推荐使用 C 反应蛋白(CRP),发病 72h 后 CRP$>$150mg/L,提示胰腺组织坏死。

(3)周围血象:大部分患者在发病早期出现白细胞计数升高,伴有不同程度的核左移,当白细胞高于 $16×10^9$/L,提示急性重症胰腺炎。部分患者血红蛋白和红细胞计数可下降,出现贫血。

(4)生化检查:暂时性血糖升高常见,无糖尿病患者,持久的空腹血糖高于10mmol/L,提示预后不良。部分患者胆红素、ALT、AST、LDH、ALP 可升高。血清白蛋白降低亦提示预后不良。急性胰腺炎时常有血清钙的轻度下降,当低于1.75mmol/L时提示预后极差。

3.辅助检查

(1)B 超是诊断胰腺疾病最常用的检查方法,对腺体增大、假性囊肿、胆囊结石、肝外胆管扩张等征象显示较明确,有利于胰腺炎的诊断。但其缺点在于易受肠胀气的影响。

(2)CT 是急性胰腺炎最佳影像学诊断方法,不仅能提供急性胰腺炎的可靠证据,还能显示其继发症,评价病情和估测预后,进行疗效观察等。

①CT 平扫:可见胰腺肿大、密度不均、轮廓不清等,还可见胰周的炎性渗液及腹腔积液。

②CT 增强扫描:主要用于诊断胰腺坏死。动态 CT 则能更精确地反映胰腺坏死。

三、治疗

1.一般治疗　常规禁食,持续胃肠减压。轻症患者可禁食、禁水 4～5d,重症则根据病情需要 2～3 周。

2.补液 补液量包括基础需要量(35mL/kg)和流入组织间隙的液体量。应注意输注胶体物质和补充微量元素、维生素,并根据血电解质及酸碱度测定情况及时补充电解质及纠正酸碱失衡。

3.镇痛 疼痛剧烈时考虑镇痛治疗,通常注射盐酸哌替啶对症治疗,不推荐应用吗啡或胆碱等受体拮抗剂。

4.抑制胰腺分泌 生长抑素及其类似物可直接抑制胰腺外分泌,减轻局部的炎症反应和直接保护胰腺细胞。蛋白酶抑制剂主张早期、足量应用,如加贝酯。乌司他汀可有效抑制胰蛋白酶、弹性蛋白酶和各种蛋白水解酶、脂类水解酶,与生长抑素联合应用可阻止急性胰腺炎病程的发展,促进胰腺功能的恢复。此外,H_2 受体拮抗剂和质子泵抑制剂可通过抑制胃酸分泌间接抑制胰腺分泌,还可预防应激性溃疡的发生,主张在 SAP 时应用。

5.控制胰腺感染 对于胆源性 MAP 或 SAP 应常规使用抗生素。胰腺感染的致病菌主要为革兰阴性菌和厌氧菌。抗生素的应用应遵循抗菌谱以革兰阴性菌和厌氧菌为主、脂溶性强、能有效通过血胰屏障等三大原则。

6.营养支持 MAP 只需短期禁食,故不需肠道或肠外营养。SAP 应予全胃肠外营养或肠内营养,可经内镜或 X 线引导下放置鼻空肠管于 Treitz 韧带远端,输注能量密度为 4.187J/mL 的要素营养物质,如患者能耐受,则逐渐加大剂量。

7.内镜治疗 已成为急性胆源性胰腺炎紧急处理措施之一。对怀疑或已证实的 AP(胆源性),如果符合重症指标,和(或)伴胆管炎、黄疸、胆总管扩张,或初诊 MAP 但病情恶化者,应行鼻胆管引流或内镜下乳头括约肌切开术。

8.手术治疗 有感染症状及体征的感染性胰腺坏死是手术治疗的指征。无菌性胰腺坏死多不主张手术治疗。胰腺假性囊肿,若直径>6cm,且有压迫症状和临床表现,可行穿刺引流或外科手术引流。常用手术方式有胰周围灌洗引流术、坏死组织清创术、网膜囊造袋术等。

第五节 慢性胰腺炎

一、概述

慢性胰腺炎(CP)是指各种原因所致胰腺局部、节段性或弥漫性慢性进展性炎症,导致胰腺组织结构和功能不可逆的损害,以胰腺腺泡萎缩、纤维化及钙化,胰管变形,假性囊肿形成为特点,伴有胰腺内、外分泌功能的进行性减退。CP的病因种类繁多,包括胆道系统疾病、长期饮酒、胰腺本身病变、自身免疫性疾病等。其发病机制十分复杂,大量研究提示与基因突变、细胞因子、免疫和细胞凋亡等有密切关系。

二、诊断

1.临床表现

(1)腹痛:是慢性胰腺炎最突出和最常见的症状,常因饮酒、饱食、高脂肪餐或劳累而诱发。反复发作或持续性腹痛,多位于中上腹或左上腹,呈隐痛、钝痛、钻痛或穿透性痛,可放射至腰背部,剧烈时伴恶心、呕吐,仰卧位时加重,俯坐屈膝时减轻。

(2)胰腺外分泌功能不全:表现为腹胀、嗳气、厌食油腻、体重下降、脂肪泻,脂溶性维生素 A、维生素 D、维生素 E、维生素 K 缺乏等。

(3)胰腺内分泌功能不全:表现为糖尿病,60%为隐性糖尿病,出现糖耐量异常;10%~20%为显性糖尿病,但通常直至病程晚期才表现出来,是胰岛细胞受累、胰岛素分泌不足的结果。

(4)体征:轻症慢性胰腺炎无明显体征,仅有上腹部轻压痛。并发假性囊肿时,腹部可扪及表面光整的包块,少数可闻及血管杂音。胰头显著纤维化或假性囊肿压迫胆总管下段,可出现持续或逐渐加深的黄疸。严重者亦可出现胸水、腹水、门脉高压等表现。

2.实验室检查

(1)一般检查:急性发作期淀粉酶可显著升高。血清碱性磷酸酶和胆红素升高提示胆管梗阻。ESR、IgG4、类风湿因子、ANA、抗平滑肌抗体滴度升高提示自身免疫性胰腺炎。慢性胰腺炎也可出现血清 CA-199 升高,但幅度一般较小,如明显升高,应警惕合并胰腺癌可能。

(2)胰腺外分泌功能试验:分为直接试验和间接试验。直接试验包括促胰泌素试验和促胰液素-胆囊收缩素刺激试验,通过促胰泌素刺激测定胰液量、碳酸氢盐的浓度和胰蛋白酶浓度反映胰腺外分泌功能。间接试验包括 Lundh 试餐试验、BT-PABA 试验、粪便试验(苏丹三染色、粪便脂肪定量测定和糜蛋白酶测定)、核素胰腺外分泌功能试验等,通过测定血、尿、粪便中胰酶或胰酶分解产物间接反映胰腺功能。

(3)胰腺内分泌功能测定:可测定血浆胰岛素、胰多肽及血清 CCK 水平。部分患者可有尿糖阳性、空腹血糖升高,并呈糖尿病的糖耐量曲线或血浆胰岛素水平下降。

(4)组织学检查:经腹部超声、超声内镜或 CT 引导下及手术探查时做细针穿刺吸取活组织行病理性检查,或经 ERCP 收集胰管分泌液作细胞学检查,可为慢性胰腺炎与胰腺癌的鉴别诊断提供重要依据。

3.辅助检查

(1)腹部平片:可见沿胰腺分布钙化斑点、结石或局限性肠袢扩张,是诊断慢性胰腺炎的重要证据。腹部 B 超可见胰腺轮廓模糊,胰管扩张和不规则,胰腺实质回声改变。

(2)CT:可发现慢性胰腺炎的胰管扩张、钙化和囊性病变。MRI 对慢性胰腺炎的诊断价值与 CT 相似,但对钙化和结石诊断逊于 CT。

(3)内镜逆行胰胆管造影(ERCP):被认为是 CP 影像学检查中的金标准,可清晰地显示胰管的改变,可见胰管扭曲、粗细不均,狭窄与扩张并存或呈串珠样改变,重度 CP 时胰管可伴有阻塞,管腔可呈囊状扩张,有时伴胰管结石。磁共振胆胰管造影(MRCP)检查无须造影剂,无创伤和并发症,成像效果与 ERCP 相似,但对 CP 的早期病变不够敏感。

(4)超声内镜(EUS):可见胰腺实质内点状、线状回声增强、主胰管狭窄或不规则扩张、胰管结石、假性囊肿、分支胰管扩张等。

三、治疗

1.一般治疗　严格戒烟、禁酒,避免暴饮暴食。发作期间给予高蛋白、高热量饮食,严格限制脂肪摄入。必要时予肠内或肠外营养治疗,改善全身营养状态。

2.疼痛的治疗

(1)镇痛药:可使用抗胆碱能药物解痉止痛,如阿托品等。严重者可用小剂量麻醉药,但应尽量少用具有成瘾性的麻醉镇静剂,症状缓解应及时减量或停药。

(2)抑制胰酶分泌:胰酶制剂可通过负反馈作用抑制胰腺的分泌,进而减少餐后腹痛的发生,配合 H_2 受体拮抗剂或质子泵抑制剂可增强胰酶制剂的疗效,加强止痛效果。生长抑素及其类似物,可抑制胰液分泌,对减轻腹痛有一定的疗效。

(3)抗氧化剂:对乙醇性慢性胰腺炎患者,应用抗氧化剂(如维生素 A、维生素 C、维生素 E、硒、蛋氨酸)后可缓解疼痛。

(4)对药物难以缓解的顽固性疼痛,可行 B 超、CT 引导下腹腔神经丛阻滞治疗。

3.胰腺功能不全的治疗　胰腺外分泌功能不全主要表现为腹胀、脂肪泻、消瘦等症状,主要予胰酶替代治疗,临床上应选择活性脂肪酶含量高,而不含胆盐的肠溶制剂。胃 pH 小于 4 时脂肪酶出现不可逆变性,故同时使用抑酸剂可增强胰酶制剂的疗效。此外应限制每日膳食中的脂肪摄入量。严重脂肪泻患者可静脉给予中长链三酰甘油。伴糖尿病的患者,可予胰岛素治疗。

4.内镜治疗　主要针对慢性阻塞性胰腺炎,减轻胰管内压力,缓解胰性疼痛,改善胰腺内外分泌功能。可做胰管结石、胰腺狭窄、胰腺假性囊肿的内镜下治疗。方法有胰管扩张术、乳头括约肌切开术、副乳头括约肌切开术、胰管支架置入术等。

5.外科治疗　CP 手术的主要适应证如下。

(1)顽固性疼痛经内科治疗无效者。

(2)并发假性囊肿、胰瘘或胰管结石经内镜治疗无效或不能实施内镜治疗者。

(3)伴有可手术治疗的胆道疾病,如胆结石、胆管狭窄。

(4)慢性胰腺炎引起难以消退的阻塞性黄疸。

(5)不能排除胰腺癌者。

手术方法有胰内引流、十二指肠乳突成形术、去神经术、胰腺远端切除术、胰十二指肠切除术、全胰切除术等。

第六节　胆管癌

一、概述

胆管癌系指发生在左、右肝管至胆总管下端的肝外胆管癌。胆管癌的发病西方国家为 2/10 万,国内 40 所医院的 1089 例肝外胆管癌中胆囊癌为 272 例(24.8%),胆管癌 826 例占(75.2%),而胆管癌中 58.4% 为高位胆管癌。高位胆管癌占肝外胆管癌的 58.4～75.0%。

二、病理

1.按形态分　胆管癌依据肿瘤大致形态可分四型。

(1)硬化型:临床最为常见,硬化型癌沿胆管浸润,致使胆管壁增厚,并向管外浸润,形成纤维性硬块。肿瘤有明显的向胆管周围组织、神经淋巴间隙、血管、肝实质浸润趋向,当肿瘤阻塞管腔时,周围组织与肝实质往往已经受累,切除时应考虑同时作肝切除。

(2)结节型:瘤体小呈局限结节样生长凸入管腔,多见于中部胆管,癌的生长有局限化趋势,切除率高。

(3)乳头型:较少见,胆管黏膜肿物呈息肉样突出至管腔内,此型较少向周围组织与肝实质浸润,如能早期切除成功率高。

(4)弥散型:沿胆管壁广泛浸润,管壁增厚,管腔狭窄,管周结缔组织有明显炎症反应,与硬化性胆管炎难以鉴别。此型多见于溃疡性结肠炎患者,一般无治愈机会。

2.按部位分　按肿瘤在肝外胆管的部位分为四种。

(1)高位胆管癌:也称肝门胆管癌肿瘤来自肝总管,左、右肝管,我国肝门胆管癌占胆管癌的 58%~75%。

(2)中部胆管癌:肿瘤位于胆囊管入口至十二指肠上缘的胆总管内,占 22.6%。

(3)下部胆管癌:十二指肠上缘以下至壶腹部以上的胆管肿瘤,占 19.6%。

(4)弥漫型胆管癌:为广泛浸润的胆管瘤,难以确定肿瘤起始部位,难以切除,预后不佳。

3.其他　肝门胆管癌,Bismuth(1998)将其分为四型。

(1)Ⅰ型:肿瘤位于总肝管。

(2)Ⅱ型:肿瘤位于左、右肝管联合分叉部。

(3)Ⅲa型:汇合部累及右肝管。

(4)Ⅲb型:汇合部累及左肝管。Ⅲ型汇合部同时累及左右两侧肝管。

三、诊断

(一)临床表现

根据病程可分为黄疸前期和黄疸期。

1.黄疸前期　出现黄疸前 80%的患者有上腹不适,食欲缺乏,体重下降,此组症状称 MAL 综合征,是胆管癌的前期症状。肝管分叉以上肿瘤初期仅侵犯一侧肝管,上腹轻痛,无黄疸,血胆红素不高,一侧肝大,CT、B超显示一侧肝内胆管扩张。

2.黄疸期　除乳头状癌可间歇性黄疸外,一般均为进行性加重,即大便白、瘙痒、尿色深、体重明显下降。

(二)相关检查

1.超声检查　B超、彩色多普勒和内镜腔内超声三种联合应用可确定肿瘤的部位、大小,提示肿瘤沿胆管浸润的程度及与肝动脉、门静脉的关系,除外肝转移灶的存在。

2.CT/MRI　CT 不比联合超声优越,可显示肝萎缩或代偿性增大的情况,MRI 与 CT 有相同的效果。

3.MRCP　能显示病变部位,特别是对高位胆管癌肝内胆管受累情况有特殊的功效,特点为无创伤。

4.PTC/ERCP　PTC 可提供肝内胆管扩张,肝外胆管及胆囊完全萎缩的特异图像,汇合部完全梗阻时,需多单元胆管穿刺造影才能显示肿瘤上部扩张的全貌。ERCP 对于诊断壶腹周围的癌变价值较大,对完全梗阻的胆管癌只能显示肿瘤下端影像。

5.PTBD　常规 PTBD 降低胆红素,从而降低并发症与死亡率的论点,未得到临床前瞻性研究的证实。3 周引流不足以使胆红素降至正常。

四、治疗

胆管癌特别是高位胆管癌预后差,下部胆管癌和中部胆管癌向下浸润时手术方法同胰头癌。胆管癌对化疗、放疗并不敏感,外科仍是治疗该病的最有效手段,术式有手术切除术、旁路内引流术、置管术。

1.切除术　除有恶病质,严重腹腔积液以及肝肾功能、凝血功能严重障碍,肿瘤广泛转移者外,均应手术。一般认为对高位胆管癌手术方式以肿瘤局部切除,加肝叶切除。作肝管空肠吻合,对Ⅲ、Ⅳ型患者,可考虑半肝切除。

2.旁路内引流术　高位胆管癌,尤其是分化较好的硬化性胆管腺癌,具有生长慢、转移晚的特点,多数患者并非死于癌肿的广泛转移,而是死于肝胆管梗阻所引起的化脓性胆管炎和(或)继发的肝脓肿。如能解除梗阻则可以有较长生存期。对肿瘤来源于一侧肝管,患侧半肝长期梗阻而致萎缩,而对侧肝增生肥大者,单独引流代偿侧肝管即可。目前临床上多采用经肝圆韧带径路显露第 3 段胆管方法,简单易行,是一种理想的暴露肝内胆管的方式,文献报道成功率达 80%。起源于左肝管的高位胆管癌需引流右侧肝内胆管,经胆囊床穿刺切开右侧肝内胆管与胆囊形成内瘘,然后再作胆囊空肠吻合。肝内胆管空肠吻合内引流原则是:①术前应行 MRCP 或 PTC 以了解阻塞部位、范围及左、右肝管交叉情况。②寻找梗阻以上近端扩张的正常胆管,尽量远离肿瘤。③胆肠黏膜对黏膜吻合,必要时可置支架管。④引流空肠要有足够长度,以免逆行胆道感染。⑤肝管空肠吻合口不要有张力。

3.胆道置管引流术　年龄过大,营养状态不良,A/G 倒置,凝血酶原时间延长及有深度黄疸者伤口愈合能力差,显露肝内胆管时切开肝实质难以止血且术后有发生胆肠吻口漏的危险。此类患者宜采用手术创伤较小的胆道置管引流术,采用U 管、T 管或 Smith 广泛引流方法将肝门部胆管肿瘤的阻塞部扩张后,分别向左、右肝管或一侧肝管置入导管,导管远端置于胆总管内,缝合胆总管切口。平均生存期为 8.1～11 个月。

4.PTC 或内镜置管引流术　高位胆管癌采用内镜技术内置管难度甚大,成功率很低,经 PTC 外置管仅可暂时起到部分胆管减压作用,且可致胆管感染、败血症、胆道出血、肝脓肿、导管脱落等并发症,一般用于晚期不宜手术探查的患者。最长 5 年生存率为 35％～44％(Pinson 切除 25 例),平均生存 8.1～11 年。

第七节　胆囊癌

一、概述

肿囊癌的人口发病率,美国 2.5 万/10 万,中国 5.3/10 万,占消化道肿瘤的3％,恶性肿瘤的 1％。胆囊癌女性发病率高,男女之比约 1∶(2～5)。高发年龄为50～70 岁,50 岁以上人群的发病率为 5％～9％,而低于 50 岁者仅 0.3～0.7％;50岁以上患者占胆囊癌总数的 83.3％。

胆囊癌的确切原因不详。其危险因素有:①胆囊结石和胆囊炎:胆囊癌常和胆结石和胆囊炎同时并存,并存率达 54.3％～96.9％;单发大结石尤其危险,结石的直径大于 3cm 时,致癌的危险性较对照组高 10 倍。②胆囊腺瘤:是公认的癌前病变,癌变率达 10％;其中乳头状腺瘤高达 36％。③胆囊息肉样病变的癌变尚有争议,新近报道腺体增生症亦可以癌变。④胆总管囊肿和胰胆管汇合异常(APBDJ)。⑤其他:环境中的致癌物质、雌激素、伤寒携带者、胆囊造瘘术后等。

二、病理

肿瘤组织分型以腺癌为最常见,约占 71.1％～90％,鳞状细胞癌约 10％,肉瘤、类癌等罕见。浸润型(或硬化型)腺癌最多见,约占腺癌的 70％,它是由柱状上皮细胞组成,含有多量纤维组织,质地较硬。早期表现为一局限性硬结,有时可误诊为慢性胆囊炎。癌肿位于胆囊颈部时,可使胆囊阻塞;位于胆囊体部时,可使胆囊呈葫芦样变形。晚期可使胆囊内腔完全闭塞,成为一实质性肿瘤。乳头状腺癌约占 20％,其中有些病例是在乳头状腺瘤或息肉恶变的基础上形成的。这种肿瘤可向胆囊腔内生长,质较软,肿瘤表面易发生坏死、溃疡,胆囊胀大,囊壁变薄,类似胆囊积脓或胆囊积水。

黏液型（或胶质型）腺癌约占 8％。胆囊壁往往有广泛的浸润，肿瘤软而呈胶状，易形成溃疡，较容易溃破，导致胆囊穿孔。肿瘤细胞内含有大量假黏液蛋白，使细胞核处于细胞的边缘，呈指环状。

鳞状细胞癌不多见，常可浸润整个胆囊壁。由多边形细胞排列成鱼鳞状，细胞与细胞之间常有明显的细胞间桥，有核分裂，并常有角化形成。从组织学上看，胆囊鳞状细胞癌往往是在腺上皮的鳞状上皮化生的基础上形成的。

胆囊癌的恶性度高，发展较快，转移早。从解剖学看，胆囊与肝脏紧密相连，胆囊壁具有丰富的淋巴管，有利于肿瘤早期向肝脏及肝门部淋巴结扩散。早期，胆囊癌可浸润至肝缘，再经门静脉系统，在肝内广泛转移。也可以很早转移到胆囊颈部、肝门、胃小弯或胰十二指肠等处的淋巴结。晚期，则可发生远处转移。胆囊癌还常侵犯胆总管，引起阻塞性黄疸，如黄疸出现，说明病情已发展至晚期，一般手术切除的可能性小，预后差。

三、临床分期

按肿瘤侵犯胆囊壁的程度及扩散的范围分为以下几种：

Ⅰ期：局限于胆囊黏膜，即原位癌。

Ⅱ期：侵及胆囊肌层。

Ⅲ期：侵及胆囊全层。

Ⅳ期：侵及胆囊全层，伴有淋巴结转移。

Ⅴ期：肝脏局部侵犯或其他邻近脏器转移。

四、诊断

（一）临床表现

胆囊癌发病隐匿，症状不典型，加之伴有胆石症、胆囊炎，常常被医患忽视，就诊时多属中晚期。胆囊癌病程 10d～11 年，平均 4.3 个月。

1.症状

（1）上腹胀痛，最常见，多为持续性胀痛，可伴有右肩背部的疼痛。

（2）黄疸占 33.3％。

（3）消化道症状，如厌食、恶心、厌油等。部分患者可有腹泻。

（4）消瘦，乏力，倦怠，发热，甚者高热。

（5）上腹肿物：为肿大的胆囊。

(6)侵犯邻近脏器和转移所致的相应症状。

2.体征

(1)右上腹肿物。

(2)黄疸。

(3)其他:腹水,皮下出血点,腹壁静脉曲张等。

(二)相关检查

胆囊癌虽临床表现无特异性,但随着现代 B 超、CT、MRI 等影像学、细胞生物学及内镜诊断技术等的进展,胆囊癌的术前诊断率已明显提高(约 80%)。

1.B 超检查

(1)结节肿块型:常与胆囊息肉相混淆,基底宽,直径大于 1cm,恶性可能性大,肿瘤后期可充满胆囊腔。

(2)囊壁增厚型:表现为囊壁的不均质增厚,局部僵硬,囊腔可变小,正常胆囊壁厚不超过 3mm,慢性胆囊炎时可超过 5mm,但非癌性增厚多为均匀一致,而不是限局性增厚。

(3)广泛浸润型:癌肿累及肝胆管可致肝内胆管扩张等胆道梗阻的征象,淋巴转移至胆囊管上下,胰十二指肠上、后方,可表现为孤立或融合成团的低回声团。

2、CT、MRI 断层扫描　　CT、MRI 主要用于评价胆囊癌的侵犯范围,如肝脏及其他邻近脏器受累及淋巴转移情况。CT 对胆囊癌术前的诊断率为 60%~74%。MRI 对 B 超、CT 有补充诊断价值,肿瘤原发灶与胆囊外转移灶在 T1 加权像表现为低强度,在 T2 加权像表现为高强度,有宜于判断肿瘤侵犯的范围。

3.X 线胆系造影　　口服或静脉胆囊胆道造影虽然简单易行,但对于早期诊断意义不大。ERCP、PTC 经皮经肝胆囊双重造影和内镜进行胆囊薄层造影,可提高胆管和胆囊的显影率,影像满意,有利于胆囊癌的诊断。其影像学表现为以下三种。

(1)胆囊管显影良好,多为早期病变,典型病例可见胆囊充盈缺损或与囊壁相连,基底较宽的隆起病变。

(2)胆囊不显影,多属中晚期病变。

(3)胆囊不显影并肝内或肝外胆管狭窄,充盈缺损及梗阻上方肝胆管扩张已是晚期征象。

4.肿瘤的细胞生物学检查　　收取胆囊胆汁进行脱落细胞学检查的方法主要是经十二指肠镜进行插管至胆道行十二指肠引流,阳性诊断率约 40%~60%。在腹腔镜引导下胆囊穿刺及经皮经肝胆囊穿刺不仅可以引流胆囊内胆汁行脱落细胞学检查,胆汁 CEA 测定,甚至可以留置引流管反复多次地收取胆汁以提高诊断率。

除了脱落细胞学检查外,临床通常用 B 超或 CT 引导下的针吸细胞学或组织学检查,阳性诊断率可达到 80%～90%。

用于胆囊癌诊断的肿瘤标记物除了 CEA 外,还有 CA-19、CA50、YH206,检测物可来自血清、瘤组织及胆囊胆汁。

五、鉴别诊断

1.慢性胆囊炎、胆囊结石症　临床确诊慢性胆囊炎、胆囊结石症并不困难,但对某些病例鉴别主要取决于病理组织学检查。

2.原发性肝癌　胆囊癌,特别是伴有肝脏转移时,常易误诊为肝癌。肝癌的特点是:①有肝炎或长期肝病史而无相应的胆囊或胆道病史。②年龄上肝癌组相应低于胆囊癌组。③对 AFP 阴性的原发性肝癌可采用其他肝癌标志物和 B 超、CT、选择性肝动脉造影、MRI 等检查。

目前临床诊断的正确率已达到 95%,因此两者鉴别并无困难。

六、治疗

随着对胆囊癌的发生、发展、转移规律等生物学特性的不断深入研究,手术方法、适应证、根治范围等也逐渐趋于合理,疗效明显提高。

1.单纯胆囊切除　适用于病变局限于黏膜的早期胆囊癌无需清扫淋巴结。但这一类型的早期病例术前几乎无法诊断,术中也很难发现,多在术后病理切片时才得以证实。

2.扩大胆囊切除术　指同时楔形切除胆囊床的肝组织和区域淋巴结清扫,适用于病变已超过黏膜但未及浆膜的早期病例。胆囊癌累及肝脏在 1cm 以内行局部肝切除,1～2cm 行第五段肝切除,超过 2cm 时应行右半肝切除。临床观察已侵及黏膜下、尚未累及浆膜的一组病例,行扩大胆囊切除术后病理证实区域淋巴结转移为 45%,肝脏受累 27%。Ogura 复习 1686 例胆囊癌的资料表明胆囊原位癌和已侵犯肌层者,根治术后 1 年生存率分别为 82% 和 72.5%。

3.邻近脏器部分切除　根据病变侵犯周围脏器状况分别或联合切除肝十二指肠韧带淋巴结、胰十二指肠、肝中叶或结肠肝曲等。

4.姑息性手术　适用于晚期病变广泛、年老、体衰并胆道梗阻或急性胆囊炎、胆管炎无法行根治术的病例。可根据病情行经皮经肝内置管外引流或内引流术。以求缓解症状、延长生存期。

5.术中、术后放射治疗胆囊癌　胆囊癌术后常有局部复发,晚期病例难以彻底根治,因此近年来有报道应用术中放疗可提高疗效。

由于早期胆囊癌术前诊断率低,术中也只有少数病例明确诊断,不少病例需在胆囊切除术后病理检查时才发现。为提高早期胆囊癌的疗效,有些学者主张术后病理发现肿瘤已侵入黏膜下肌层或浆膜者应再次开腹行根治性手术。胆囊结石、胆囊息肉样病与胆囊癌的密切关系已被公认,早期胆囊癌与结石或息肉并存时,常被结石或息肉掩盖,诊断十分困难。从消除胆囊癌可能的发病因素和早期治疗、改善预后的观点考虑,下列情况应行胆囊切除或定期随访:①长期反复发作有症状的胆囊结石病。尤其年龄超过50岁或伴有胆囊壁局部或普遍增厚者应及时手术。无症状的结石应定期随访,B超复查。②直径大于10mm的息肉样病变或虽小于10mm,但若单发、不规则、基底宽者原则上应行手术。小于10mm有蒂无症状或多发息肉也应定期随访、B超复查。③长期慢性胆囊炎所致胆囊壁钙化形成"瓷胆囊"、恶变率高,应切除胆囊。④因胆囊造瘘后恶变机会较多,曾行胆囊造瘘仍有慢性胆囊炎症状者应再手术切除胆囊。

无论何种原因行胆囊切除,切下胆囊后应常规剖开胆囊标本检查,发现可疑病变即时冰冻切片。术后标本常规病理检查,以便及时发现和合理治疗胆囊癌。

第八节　胰腺癌

一、概述

近年来,胰腺癌的发病率逐年上升,美国1988年发病率为9.0/10万,男、女发病比为1.3:1,多见于45岁以上者。瑞典发病率较高,为125/10万,并且在过去20年里保持不变。英国和挪威各增加了1倍。20世纪70年代与60年代相比,加拿大、丹麦和波兰的发病率增加了50%以上。在我国,胰腺癌已成为我国人口死亡的十大恶性肿瘤之一。北京协和医院近年来收住院的胰腺癌病人比20世纪50年代增加了5～6倍。而且据北京地区7家医院354例病例分析,病人中41～70岁者占80%。近年来,年轻的胰腺癌病人也较10年前有明显增加的趋势,而且恶性度更高,预后更差。就胰腺癌的发生部位而言,仍以胰头部位最多见,约占70%左右,胰体次之,胰尾部更次之,有的头体尾部均有,属于弥漫性病变或多中心性病变。

胰腺癌主要的病因:①与人们的饮食结构和生活习惯的改变有关,造成人体的加速酸化,酸性体质引起人体代谢循环的变慢,正常细胞的活性变弱,细胞缺氧,引起器官的病变,造成内分泌失衡,形成胰腺炎,或是胰管增生等慢性病。体液酸化造成细胞溶氧量下降,当下降到正常值的 65%时,就会导致细胞的死亡,而出现不惜改变自己染色体生存的细胞,这就变成了癌细胞。②与胰腺癌有关的职业是与化学物质和金属接触的工作,化疗污染会造成细胞突变,而突变的细胞在酸性体液中又会疯长,这是得胰腺癌的一大原因。

二、分期分型

(一)胰腺癌分期

分期多指国际胰腺癌 TNM 分期与临床分期。

1.国际胰腺癌 TNM 分期(UICC,1987)　T 指原发肿瘤情况,N 指淋巴转移情况,M 指远处转移情况。

(1)原发肿瘤(T)分期:

T_x:不能判断。

T_0:无原发肿瘤证据。

T_1:原发肿瘤未超出胰腺。

T_{1a}:肿瘤$\leqslant$2cm。

T_{1b}:肿瘤>2cm。

T_2:肿瘤侵犯十二指肠、胆道或胰腺周围组织。

T_3:肿瘤侵犯胃、脾、结肠、大血管。

(2)小区域淋巴结(N)分期:

N_x:不能判断。

N_0:区域淋巴结无转移。

N_1:有区域淋巴结转移。

(3)远处转移(M)分期:

M_x:不能判断。

M_0:无远处转移。

M_1:有远处转移。

2.临床分期

Ⅰ期:$T_1N_0M_0$;$T_1N_xM_0$;$T_xN_0M_0$;$T_xN_xM_0$。

Ⅱ期:$T_2N_0M_0$;$T_2N_xM_0$;$T_3N_0M_0$;$T_3N_xM_0$。

Ⅲ期:任何 T,N_1,M_0。

Ⅳ期:任何 T,任何 N,M₁。

胰腺癌的临床分期对手术选择及治疗方法的优劣具有重要的意义。日本胰腺学会将其分为四期:①Ⅰ期:肿瘤直径小于 2cm,无区域淋巴结转移,未浸润胰腺包膜、后腹膜、门静脉、肠系膜上静脉及脾静脉。②Ⅱ期:肿瘤直径 2.1～4.0cm,紧靠肿瘤的淋巴结有转移,胰包膜、后腹膜和前述血管有可能转移。③Ⅲ期:肿瘤直径 4.1～6cm,第 1 站和第 3 站之间的淋巴结有转移,胰腺包膜和后腹膜有浸润。④Ⅳ期:肿瘤直径大于 6.1cm,第 3 站淋巴结转移,侵犯邻近内脏、后腹膜及前述静脉有广泛浸润。

(二)胰腺癌的病理分型

1.导管腺癌　导管腺癌占胰腺癌的 80%～90%,主要由不同分化程度的导管样结构的腺体构成,伴有丰富的纤维间质。高分化导管腺癌主要由分化较好的导管样结构构成,内衬高柱状上皮细胞,有的为黏液样上皮,有的具有丰富的嗜酸性胞浆。此癌性腺管有时与慢性胰腺炎时残留和增生的导管很难鉴别。中分化者由不同分化程度的导管样结构组成,有的与高分化腺癌相似,有的可出现实性癌巢。低分化者则仅见少许不规则腺腔样结构,大部分为实性癌巢,细胞异型性很大,可从未分化小细胞到瘤巨细胞,甚至多核瘤巨细胞,有时可见到梭形细胞;在有腺腔样分化的小区域,可有少量黏液,肿瘤的间质含有丰富的Ⅰ型和Ⅳ型胶原。

2.特殊类型的导管起源的癌

(1)多形性癌:亦称巨细胞癌,可能为导管癌的一种亚型。由奇形怪状的单核或多核瘤巨细胞,甚至梭形细胞构成,有时可类似于破骨细胞的巨细胞或绒癌样细胞。瘤细胞排列成实性巢状或呈肉瘤样排列。

(2)腺鳞癌:偶见于胰腺,可能是胰管上皮鳞化恶变的结果。肿瘤有腺癌和鳞癌成分,纯粹的鳞癌在胰腺相当罕见。

(3)黏液癌:切面可呈胶冻状,极相似于结肠的胶样癌。光镜下,肿瘤含有大量黏液,形成黏液池。细胞可悬浮其中或散在于黏液池的边缘。

(4)黏液表皮样癌和印戒细胞癌:在胰腺中偶可见到。

(5)纤毛细胞癌:形态与一般导管癌相同,其特点是有些细胞有纤毛。

3.腺泡细胞癌　腺泡细胞癌仅占 1%,肿瘤细胞呈多角形、圆形或矮柱形,核圆,常位于基底部。瘤细胞排成腺泡状或条索状,胞浆强嗜酸性颗粒状。电镜和免疫组织化学均显示瘤细胞的腺泡细胞特征,如丰富的粗面内质网和酶原颗粒。腺泡细胞癌主要转移至局部淋巴结、肝、肺或脾。

4.小腺体癌　小腺体癌为少见类型的胰腺癌,胰头部较为多见。镜下,肿瘤由很多小腺体结构及实性癌巢组成,其间有纤细的纤维间隔。细胞可为立方形或柱状,核较为一致,常见小灶性坏死,在小腺体的腔缘可见少量黏液。近来研究表明,此型胰腺癌可能为腺泡细胞和内分泌细胞复合性肿瘤。

5.大嗜酸性颗粒细胞性癌　此型肿瘤罕见,其肿瘤细胞具有丰富的嗜酸性颗粒性胞浆,核圆形或卵圆形,排列成小巢状,其间有纤维间隔分隔。电镜瘤细胞胞浆内充满肥大的线粒体。

6.小细胞癌　胰腺的小细胞癌形态上与肺小细胞癌相似,约占胰腺癌的$1\%\sim3\%$。由一致的小圆细胞或燕麦样细胞构成,胞浆很少,核分裂很多,常有出血坏死,NSE免疫组化染色阳性,此型预后很差。多在2个月内死亡。其起源尚不清楚。

三、诊断

(一)临床表现

(1)胃肠功能障碍(食欲不振等)。

(2)上腹部持续性出现和饮食无关的钝痛。

(3)不喜欢脂肪性菜肴,也会出现脂肪性下痢,这是脂肪未被消化,而和粪便混合、排泄出来的下痢症状。

(4)腹痛为胰腺癌的早期症状,多见于胰体及胰尾癌,位于上腹部、脐周或右上腹,性质为绞痛,阵发性或持续性、进行性加重的钝痛,大多向腰背部放射,卧位及晚间加重,坐、立、前倾位或走动时疼痛可减轻。

(5)在病程的某一阶段可有黄疸,一般胰头癌黄疸较多见,且出现较早,癌肿局限于体、尾部时多无黄疸。黄疸多属阻塞性,呈进行性加深,伴有皮肤瘙痒等症状。

(6)约90%患者有迅速而显著发展的体重减轻,在胰腺癌晚期常伴有恶病质。

(7)乏力与食欲不振甚为常见,尚可伴有腹泻、便秘、腹胀、恶心等胃肠道症状。部分病例可出现脂肪泻和高血糖、糖尿。

(8)由于癌肿溃烂或感染,亦可因继发胆管感染而出现发热。

(9)部分胰腺体、尾部癌肿可见肢体静脉的血栓性静脉炎,而造成局部肢体浮肿。

(10)体格检查除发现黄疸外,可有上腹部压痛。晚期可于上腹部触及结节状、质硬之肿块。如黄疸伴有胆囊肿大,则为胰头癌的重要依据。由于胆汁淤积,常可扪及肝脏肿大。如癌肿压迫脾静脉或脾静脉血栓形成时,可扪及脾肿大。

(11)晚期胰腺癌病例可出现腹水,并可在左锁骨上或直肠前陷凹扪及坚硬及肿大的转移淋巴结。

(二)相关检查

有研究者认为 40 岁或 40 岁以上有下列任何临床表现的病人应该怀疑有胰腺癌：①梗阻性黄疸。②近期出现无法解释的体重下降超过 10%。③近期出现不能解释的上腹或腰背部疼痛。④近期出现模糊不清又不能解释的消化不良而钡餐检查消化道正常。⑤突发糖尿病而又没有使之发病的因素，如家庭史，或者是肥胖。⑥突发无法解释的脂肪泻。⑦自发性胰腺炎的发作。如果病人是嗜烟者应加倍怀疑。

1.最初应选择的诊断性检查是 CT 扫描　这种扫描不依赖手术，不受病人体形和胃肠道气体的限制，可确定肝脏转移灶、淋巴病变和周围血管侵犯，但对小于 2cm 的损害或腹膜小结节的诊断不可靠。CT 可判断病人所处的病期，并对不能进行手术的病例提供信息。如发现有远处转移、邻近器官的侵犯，血管被包裹或侵犯，以及淋巴病变则不能手术切除肿瘤。然而，CT 对可以切除肿瘤的诊断却不够精确。可在 CT 引导下进行经皮细针穿刺活检，因为需确定组织学诊断，所以对不能手术的病人更为重要。

2.超声检查　超声检查比 CT 费用低，易于得到，并可见到肝脏、肝内和肝外胆管肿瘤，其敏感性和特异性超过 90%。超声波诊断的准确性受到操作者的技术、病人肥大的体形和胃肠道气体的限制。通常，超声检查作为 CT 的补充检查来运用。

3.核磁共振(MRI)　在确诊胰腺癌方面 MRI 并非比 CT 更有用，它不能表现出比 CT 更有优势，但是作为这一领域的专门技术，从发展的观点看，将来可能会起作用。

4.逆行胰胆管造影(ERCP)　ERCP 在确定胆管结石，对胆管损害进行诊断以及获取十二指肠和壶腹部癌的组织活检方面均特别有用。如发现有压缩或堵塞的情况称为双管症，可诊断小的胰头损害。胰腺恶性肿瘤存在时，胰腺的图像很少有正常的，不能切除的胰腺癌一般有胆管扩张，ERCP 为十二指肠乳头切除术的可能性提供依据，并为内修复术定位，这样可避免手术减压。在超声的帮助下插入内镜，为诊断胰腺肿瘤提供了新的方法，这一技术为早期诊断提供了可能性。

5.在 CT 或超声引导下的细针抽吸(FNA)细胞学检查　FNA 对胰腺癌诊断的准确性可达 76%~90%，其特异性几乎达 100%。当没有手术指征或不愿意接受手术时，无论对胰尾、胰体损害或转移病灶，FNA 都可能特别有用。

四、鉴别诊断

胰腺癌应与胃部疾病、黄疸型肝炎、胆石症、胆囊炎、原发性肝癌、急性胰腺炎、壶腹癌、胆囊癌等疾病进行鉴别。

(1)各种慢性胃部疾病:胃部疾患可有腹部疼痛,但腹痛多与饮食有关,黄疸少见,利用 X 线钡餐检查及纤维胃镜检查不难作出鉴别。

(2)黄疸型肝炎:初起两者易混淆,但肝炎有接触史,经动态观察,黄疸初起时血清转氨酶增高,黄疸多在 2～3 周后逐渐消退,血清碱性磷酸酶多不高。

(3)胆石症、胆囊炎:腹痛呈阵发性绞痛,急性发作时常有发热和白细胞增高,黄疸多在短期内消退或有波动,无明显体重减轻。

(4)原发性肝癌:常有肝炎或肝硬化病史,血清甲胎蛋白阳性,先有肝肿大,黄疸在后期出现,腹痛不因体位改变而变化,超声和放射性核素扫描可发现肝占位性病变。

(5)急慢性胰腺炎:急性胰腺炎多有暴饮暴食史,病情发作急骤,血白细胞、血尿淀粉酶升高。慢性胰腺炎可以出现胰腺肿块(假囊肿)和黄疸,酷似胰腺癌,而胰腺深部癌压迫胰管也可以引起胰腺周围组织的慢性炎症。腹部 X 线平片发现胰腺钙化点对诊断慢性胰腺炎有帮助但有些病例经各种检查有时也难鉴别,可在剖腹探查手术中用极细穿刺针作胰腺穿刺活检,以助鉴别。

(6)壶腹周围癌:壶腹周围癌比胰头癌少见,病起多骤然,也有黄疸、消瘦、皮肤瘙痒、消化道出血等症状。而壶腹癌开始为息肉样突起,癌本身质地软而有弹性,故引起的黄疸常呈波动性;腹痛不显著,常并发胆囊炎,反复寒战、发热较多见。但两者鉴别仍较困难,要结合超声和 CT 来提高确诊率。壶腹癌的切除率在 75% 以上,术后 5 年存活率较胰头癌高。

五、治疗

(一)外科治疗

胰腺癌早期缺乏明显症状,大多数病例确诊时已是晚期,手术切除的机会少。外科治疗需要针对不同病期和肿瘤病灶局部侵犯的范围,采取不同的手术方式。

1.胰十二指肠切除术　肿瘤位于胰头,无肝门、腹腔动脉干周围、肠系膜根部及远处的淋巴结转移,无肝动脉、肠系膜上动脉或下腔静脉的侵犯,未侵及或只是局部侵及门静脉,无脏器的转移,可以行胰十二指肠切除术。

2.十二指肠切除术　指保留幽门的胰十二指肠切除术。胰头癌实施保留幽门的胰十二指肠切除术的主要条件是：①病变尚未侵犯幽门及十二指肠球部。②无幽门淋巴结转移。此外，恶性程度低的胰头部肿瘤(囊腺癌、胰岛细胞癌、腺泡细胞癌等)也可施行保留幽门的胰十二指肠切除术。

3.合并血管切除的胰腺癌手术　过去认为门静脉和肠系膜上静脉系统受肿瘤侵犯属于手术切除禁忌证，因此，手术切除率比较低。近20年来，随着术前、术后处理的加强和手术操作技术的提高，肿瘤侵犯门静脉系统不再成为手术切除的禁忌证，这种方法明显提高了胰腺癌或壶腹周围癌的手术切除率。

4.胰体尾部切除术　胰体尾部切除术是治疗胰体尾部肿瘤的常用方法，适用于无远处转移的胰体尾部癌。

5.全胰切除术　胰头癌患者、年龄在65岁以下、手术探查显示病灶属于第Ⅰ或第Ⅱ期(无淋巴结转移)，可行全胰切除术。

6.不能切除的胰腺癌的手术疗法

(1)胆道引流术。①胆道阻塞性外引流术，对于年老、体弱、低蛋白血症、胆道感染者，或伴肝肾功能不良，难以耐受胆道内引流术者，可进行胆管或胆囊造瘘外引流术。手术操作简单，并发症少。②胆囊或胆管十二指肠吻合术，该手术有操作简单、创伤小、手术并发症少的优点。但术后易发生上行感染，目前临床少用。③胆囊或胆管空肠吻合术，是目前临床上经常采用的术式，只要患者身体情况良好，估计可以耐受时，即应将胆囊或胆管空肠吻合术列为首选术式。

(2)胃空肠吻合：适用于有十二指肠梗阻的病例。临床上有以下情况应行胃空肠吻合术：①有十二指肠梗阻的症状或体征。②胃肠X线透视或内镜检查显示十二指肠有狭窄、僵硬、肿瘤浸润。③术中见十二指肠有狭窄、受压。

(3)胆肠、胃肠吻合术：适用于胰腺癌合并梗阻性黄疸，同时有十二指肠梗阻者。①胆肠、胃肠袢式吻合术，优点为操作很简单，可一期行胆肠、胃肠袢式吻合术，亦适用于第一次行胆肠吻合，术后发生十二指肠梗阻而再次手术者。②胆肠、胃肠Roux-Y吻合术：适用于胰腺癌合并梗阻性黄疸及任何部位的十二指肠梗阻。手术较袢式吻合稍复杂。

(二)物理微创治疗

肿瘤微创靶向治疗技术——氩氦刀，是世界上唯一同时兼具零下150℃超低温冷冻、介入热疗、200℃大温差逆转和免疫增强等多重效能的高新科技医疗系统。优于单纯高热或单纯冷冻治疗，杀灭癌细胞更彻底有效。为与世界肿瘤治疗水平同步，我国于2002年引入美国氩氦超冷刀肿瘤治疗技术系统，该技术属纯物理治疗，具有彻底摧毁肿瘤治疗效果确切(有效率95％以上)、治疗不导致癌细胞扩散、治疗过程微创无痛苦、恢复快、不损伤正常组织的优点。与放化疗不同,氩氦超冷刀治疗无不良反应,还可以有效调控细胞因子和抗体分泌,经过这种方法治疗后的病人,身体免疫功能较治疗前明显改善,远期生存率显著提高,另外还具有治疗费用低、住院时间短等优点。它是继射频消融治疗、微波、激光、超声聚集刀、伽玛刀等之后发展起来的肿瘤治疗高新技术,在治疗肺癌、肝癌、乳腺癌、肾肿瘤等实体肿瘤方面具有显著优势,代表世界肿瘤治疗最先进水平。

(三)化疗

手术后可以辅助化疗,主要以氟尿嘧啶为主,联合其他药物,可以延长生存期。化疗前须向患者解释治疗目的,接受化疗的患者须密切随访,包括体检,腹部、胸部影像学和血 CA19-9 检查。化疗适用于根治性手术切除后辅助治疗,胰腺癌伴转移,局部进展无法切除的胰腺癌,手术或其他治疗后复发转移。

参考文献

[1]吕永慧,宋卫兵.消化系统疾病临床治疗与合理用药[M].北京:科学技术出版社,2010.

[2]刘海峰,王伟岸.消化系急症[M].北京:科学技术文献出版社,2012.

[3]白海燕,霍永利.消化科疾病诊疗手册[M].上海:第二军医大学出版社,2009.

[4]田德安.消化疾病诊疗指南[M].北京:科学出版社,2013.

[5]傅志君.消化系统症状鉴别诊断学[M].北京:人民卫生出版社,2009.

[6]马智总.实用消化系统疾病症状体征鉴别诊断[M].北京:军事医学科学出版社,2006.

[7]陈卫昌.内科住院医师手册[M].南京:江苏科学技术出版社,2013.

[8]罗和生.消化系疾病并发症鉴别诊断与治疗[M].北京:科学技术文献出版社,2009.

[9]吴永贵,王爱玲.当代内科学进展[M].合肥:安徽科学技术出版社,2015.

[10]刘晓政.新编临床消化内科疾病诊疗精要[M].西安:西安交通大学出版社,2014.

[11]韩占波.消化内科疾病诊断标准[M].北京:科学技术文献出版社,2009.

[12]宋志强,顾芳,姚炜,等.胶囊内镜在消化系统疾病中的诊断价值[J].北京大学学报(医学版),2010,05:539-542.

[13]毛宏杰.探讨消化内科无痛胃肠镜临床的应用疗效[J].中国保健营养,2013,02:104.

[14]马志敏.消化内科无痛胃肠镜的临床应用疗效[J].中国社区医师,2016,11:126+128.

[15]赵洪川.胃食管反流病的治疗进展[J].临床药物治疗杂志,2010,01:37-41.